Markus Stolaczyk

Chronischer Rückenschmerz. Soziodemographie und psychosoziale Faktoren

Markus Stolaczyk

Chronischer Rückenschmerz. Soziodemographie und psychosoziale Faktoren

Ergebnisse einer regionalen Querschnittstudie

Südwestdeutscher Verlag für Hochschulschriften

Impressum / Imprint
Bibliografische Information der Deutschen Nationalbibliothek: Die Deutsche Nationalbibliothek verzeichnet diese Publikation in der Deutschen Nationalbibliografie; detaillierte bibliografische Daten sind im Internet über http://dnb.d-nb.de abrufbar.
Alle in diesem Buch genannten Marken und Produktnamen unterliegen warenzeichen-, marken- oder patentrechtlichem Schutz bzw. sind Warenzeichen oder eingetragene Warenzeichen der jeweiligen Inhaber. Die Wiedergabe von Marken, Produktnamen, Gebrauchsnamen, Handelsnamen, Warenbezeichnungen u.s.w. in diesem Werk berechtigt auch ohne besondere Kennzeichnung nicht zu der Annahme, dass solche Namen im Sinne der Warenzeichen- und Markenschutzgesetzgebung als frei zu betrachten wären und daher von jedermann benutzt werden dürften.

Bibliographic information published by the Deutsche Nationalbibliothek: The Deutsche Nationalbibliothek lists this publication in the Deutsche Nationalbibliografie; detailed bibliographic data are available in the Internet at http://dnb.d-nb.de.
Any brand names and product names mentioned in this book are subject to trademark, brand or patent protection and are trademarks or registered trademarks of their respective holders. The use of brand names, product names, common names, trade names, product descriptions etc. even without a particular marking in this work is in no way to be construed to mean that such names may be regarded as unrestricted in respect of trademark and brand protection legislation and could thus be used by anyone.

Coverbild / Cover image: www.ingimage.com

Verlag / Publisher:
Südwestdeutscher Verlag für Hochschulschriften
ist ein Imprint der / is a trademark of
OmniScriptum GmbH & Co. KG
Heinrich-Böcking-Str. 6-8, 66121 Saarbrücken, Deutschland / Germany
Email: info@svh-verlag.de

Herstellung: siehe letzte Seite /
Printed at: see last page
ISBN: 978-3-8381-5148-9

Zugl. / Approved by: Berlin, Charité Universitätsmedizin, Diss., 2015

Copyright © 2015 OmniScriptum GmbH & Co. KG
Alle Rechte vorbehalten. / All rights reserved. Saarbrücken 2015

Inhalt

ZUSAMMENFASSUNG	1
SUMMARY	2
1 **EINLEITUNG**	4
1.1 GESUNDHEITSÖKONOMISCHE BEDEUTUNG CHRONISCHER RÜCKENSCHMERZEN IN DEUTSCHLAND	4
1.2 DEFINITIONEN ZUM BEGRIFF RÜCKEN UND ZUM CHRONISCHEN RÜCKENSCHMERZ	6
1.3 PRÄVALENZEN VON RÜCKENSCHMERZEN	8
1.4 MIT RÜCKENSCHMERZEN ASSOZIIERTE FAKTOREN	12
1.5 GLAUBEN UND RELIGION UND SCHMERZ	13
1.6 HERLEITUNG DER FRAGESTELLUNG	15
2 METHODIK	17
2.1 STUDIENDESIGN	17
2.2 STUDIENTEILNEHMER	18
2.3 UNTERSUCHER	18
2.4 DATENMANAGEMENT	19
2.5 UNTERSUCHUNGSGANG	20
2.5.1 POSTALISCHE ANKÜNDIGUNG	20
2.5.2 INTERVIEWS	20
2.6 METHODIK DER STATISTISCHEN AUSWERTUNG	23
3 ERGEBNISSE	24
3.1 STICHPROBENBESCHREIBUNG	24
3.1.1 TEILNAHME UND RESPONSERATE	24
3.1.2 ALTERS– UND GESCHLECHTSVERTEILUNG	25
3.1.3 NATIONALITÄTEN	27
3.1.4 SOZIALE LAGE UND PSYCHOSOZIALE PARAMETER	27
3.2 CHRONISCHE RÜCKENSCHMERZEN IN DER GESAMTSTICHPROBE	30
3.2.1 GRUPPENZUORDNUNG	30
3.2.2 PRÄVALENZEN	32
3.2.3 PRÄVALENZ NACH GESCHLECHT UND ALTER	33
3.2.4 SOZIODEMOGRAPHISCHE FAKTOREN	34
3.2.5 PSYCHOSOZIALE PARAMETER	37
3.2.6 SPEZIFISCHE BELASTUNGEN IM ALLTAG UND AM ARBEITSPLATZ	38
3.3 SUBGRUPPENANALYSE NACH ERWERBSTÄTIGKEIT	39
3.3.1 SOZIODEMOGRAPHISCHE FAKTOREN	39

3.3.2	PSYCHOSOZIALE PARAMETER	46
3.3.3	SPEZIFISCHE BELASTUNGEN IM ALLTAG UND AM ARBEITSPLATZ	51
3.4	**ZUSAMMENFASSUNG**	**53**

4 DISKUSSION 55

4.1 METHODIK 55
4.1.1	DIE STUDIENPOPULATION	55
4.1.2	INTERVIEW VERSUS POSTALISCHE BEFRAGUNG	56
4.1.3	GÜLTIGKEIT UND VERLÄSSLICHKEIT DER INTERVIEWS	58
4.1.4	REPRÄSENTATIVITÄT UND SELEKTIONSEFFEKTE	58

4.2 PRÄVALENZEN VON CHRONISCHEN RÜCKENSCHMERZEN 62
4.2.5	GESAMTPRÄVALENZ	62
4.2.6	ALTERSHÄUFIGKEITEN	66
4.2.7	GESCHLECHT UND CHRONISCHER RÜCKENSCHMERZ	68
4.2.8	RÜCKENSCHMERZEN UND ERWERBSTÄTIGKEIT	70

4.3 SOZIALER STATUS 72
4.3.9	DEFINITIONEN ZUM SOZIALEN STATUS	72
4.3.10	OBJEKTIVE SOZIALE SITUATION	72
4.3.11	SUBJEKTIVE BELASTUNGEN IM ALLTAG	73
4.3.12	SUBJEKTIVE BELASTUNGEN AM ARBEITSPLATZ	77
4.3.13	RELIGIOSITÄT	80

4.4 SCHLUSSFOLGERUNGEN	**84**
ABBILDUNGSVERZEICHNIS	**85**
TABELLENVERZEICHNIS	**86**
LITERATURVERZEICHNIS	**88**
ABKÜRZUNGSVERZEICHNIS	**95**

Zusammenfassung

Ziel der Studie war es, Faktoren zu beschreiben die mit chronischen Rückenschmerzen assoziiert sind. Es wurden das Geschlecht, die Wohn- und Arbeitsplatzsituationen, soziodemographische Aspekte, sozioökonomische Faktoren, subjektive Selbsteinschätzung und die Religiosität als Einflussfaktoren analysiert.

Im Rahmen dieser Studie wurden insgesamt 827 randomisiert ausgewählte Personen aus dem Berliner Stadtteil Wedding interviewt. Mit den Studienteilnehmern wurde ein telefonisches Interview (34 Items) geführt, welches die soziale und psychosoziale Situation eruierte und Fragen zur Schmerzanamnese enthielt.

Das Interviewteam bestand aus einer Gruppe von neun medizinischen Doktoranden im zweiten klinischen Ausbildungsabschnitt des Medizinstudiums an der Charité.

Die Studienteilnehmer wurden entweder in eine Gruppe mit chronischen Rückenschmerzen oder eine ohne chronische Rückenschmerzen eingeteilt. Per Definition waren Rückenschmerzen chronisch, wenn sie in den letzten sechs Monaten vor der Befragung auftraten und insgesamt länger als sechs Monate bestanden.

Von den 1392 randomisiert ausgewählten Personen wurden 827 eingeschlossen. Von diesen 827 Befragten gaben 483 an, oft oder regelmäßig Schmerzen zu haben. 229 Personen litten an chronischen Rückenschmerzen; dies entsprach einer Prävalenzrate von 27,7%. Die Odds Ratio für Frauen betrug 1,21 (CI95: 1,06 – 1,38) in der Gesamtstichprobe, unter den erwerbstätigen Studienteilnehmern 1,22 (CI95: 1,03 – 1,45), während in der Gruppe der nicht erwerbstätigen Studienteilnehmer das Geschlecht nicht mit chronischen Rückenschmerzen assoziiert war.

Studienteilnehmer mit chronischen Rückenschmerzen schätzten ihren Gesundheitszustand ($p < 0,001$) und ihre Stimmung ($p < 0,05$) schlechter ein als Studienteilnehmer ohne chronische Rückenschmerzen. Sie waren subjektiv häufiger störenden Lärm- ($p < 0,05$), Licht- ($p < 0,001$) und schlechten Belüftungsverhältnissen ($p < 0,001$) am Arbeitsplatz ausgesetzt.

Eine niedrige Quadratmeteranzahl der Wohnung und Feuchtigkeit in der Wohnung (17,2; CI95: 6,81 – 43,44) sowie die Wichtigkeit einer Religion und der katholische Glaube (1,12

CI95: 1,05 – 1,2) waren mit chronischen Rückenschmerzen assoziiert. Die Wichtigkeit einer Religion, die objektive Größe der Wohnung, die Stimmung und der subjektiv eingeschätzte Gesundheitszustand spielten sowohl in der Gesamtstichprobe als auch unter den Erwerbstätigen eine Rolle. In der Gruppe der nicht erwerbstätigen Studienteilnehmer ließen sich die Wichtigkeit einer Religion, die Stimmung und der Gesundheitszustand als assoziierte Faktoren beschreiben.

Präventionsmaßnahmen sowie weiterführende Untersuchungen sollten die erwerbstätige und nicht erwerbstätige Bevölkerung differenziert betrachten. Die objektivierbaren Parameter zur sozialen Situation sollten durch subjektive Einschätzungen der Betroffenen ergänzt werden. Die Einstellung zur Religion und der Einfluss der jeweiligen Glaubensrichtung sollten ebenso in den Fokus zur Erforschung der Chronifizierung von Schmerzen gerückt werden wie subjektiv empfundene Belastungen am Arbeitsplatz und in der häuslichen Umgebung.

Summary

The aim of the present study was to describe the factors that are associated with chronic backache. Special attention was given to the following factors: gender, living and work conditions, socio-demographic aspects, subjective self-assessment and religiousness.

Within the study, a total of 827 citizens of the district Wedding (Berlin) was interviewed telephonically on the basis of a questionnaire. If participants reported backache, specific and unspecific pain questionnaires were applied. The interviews were conducted by nine advanced medical students being at least in the 4th year of their medical education at Charité, teaching hospital of the Humboldt Universität of Berlin.

The telephone interviews which were conducted contained 34 items and covered the social and psychosocial situation as well as the history of pain. Following the interview, the study participants were assigned either to a group of participants with chronic backache or to a group without backache. Chronic backache was diagnosed when the condition persisted for at least six months and when it had occurred within a period of six months prior to the interview.

827 of the total of 1392 patients were included into the study. 483 of the 827 participants reported frequent episodes of pain. 229 reported chronic backache, which corresponds to a prevalence rate of 27.7%. The Odds Ratio for women was 1.21 (CI95: 1.06 – 1.38) regarding the whole sample and 1.22 (CI95: 1.03 – 1.45) if only employed participants were included into the analysis, while in the group of the unemployed participants gender was not associated with chronic back pain. Study participants with chronic back pain showed lower ratings of their state of health ($p < 0,001$) and their mood ($p < 0.05$) than those without chronic back pain. Subjectively, they were more often exposed to disturbing conditions such as noise ($p < 0.05$), light ($p < 0,001$) and poor ventilation ($p < 0,001$) at their workplaces. The factors gender, humidity (17,2 CI95: 6,81 – 43,44), diameter of the flat (2.17; CI95: 1.36 – 3.47), importance of a religion and the catholic religious orientation (1,12 CI95: 1,05 – 1,2) were associated with chronic back pain. Among both, the complete random sample as well as the subsample of employed participants, the factors importance of a religion, diameter of the flat, mood, and subjectively approximated state of health were associated with chronic back pain. In the subgroup of unemployed participants, the factors importance of a religion, catholic religion, mood and state of health were related to chronic back pain.

Therefore, prevention measures and future investigations should place more importance on the employment status as important factor of influence. Objective parameters considering the social situation should be complemented by subjective appraisals of the affected participants. Future investigations, especially of the chronification of pain, should include the influence of the subjective importance of a religion and the religious orientation as well as the subjectively perceived burden, which should be related to work as well as domestic surroundings.

1 Einleitung

1.1 Gesundheitsökonomische Bedeutung chronischer Rückenschmerzen in Deutschland

„Jede fünfte Frau und jeder siebte Mann leidet unter chronischen Rückenschmerzen." Diese Feststellung basiert auf den Ergebnissen des telefonischen Gesundheitssurveys des Robert-Koch-Institutes aus dem Jahr 2003 [1]. Die Daten der Sozialversicherungsträger belegen die gesundheitsökonomische Relevanz von Erkrankungen der Wirbelsäule und des Rückens, lassen jedoch weder einen Schluss über den Ausprägungsgrad von Rückenschmerzen, noch über den akuten oder chronischen Verlauf zu. Bis zur Umstellung der ICD–9 auf die ICD–10 im Jahr 2000 wurden auch Patienten subsumiert, bei denen die Schmerzsymptomatik eine untergeordnete Rolle spielte. Der Begriff Dorsopathien subsummiert eine Reihe von muskuloskeletalen Erkrankungen sowie Erkrankungen der Nerven des Rückens, die sich häufig in Rückenschmerzen äußern können. Rückenschmerzen können darüber hinaus traumatische, entzündliche, rheumatische oder andere körperliche Ursachen zugrunde liegen. Rückenschmerzen ohne eindeutig erkennbare somatische Ursache (unspezifische Rückenschmerzen) konnten somit in den Krankheitsartenstatistiken bis zur Einführung der ICD–10 ebenso wenig identifiziert werden wie Rückenschmerzen mit chronischen Verläufen.

Die direkten Krankheitskosten für Dorsopathien (ICD–10 Codes M45–M54) beliefen sich 2008 auf über neun Milliarden Euro und verursachten damit 3,6% der direkten Kosten aller Krankheiten. Nach zwischenzeitlich leicht rückläufiger Tendenz sind diese Kosten für Rückenschmerzen gemäß dem Code M54 der ICD–10 im Jahr 2008 erstmals wieder gestiegen und erreichen mit über drei Milliarden Euro ebenfalls einen Maximalwert. Damit werden ca. 40% der Kosten für Dorsopathien und 1,4% der gesamten Krankheitskosten durch Rückenschmerzen verursacht [2] (Tabelle 1).

Während die direkten Krankheitskosten den unmittelbaren monetären Ressourcenverbrauch im Gesundheitswesen darstellen, der durch eine Erkrankung ausgelöst wird (beispielsweise Heilbehandlung, Rehabilitation, Pflegemaßnahmen), stellen indirekte Krankheitskosten auf mittelbare Ressourcenverluste ab. „Indirekte Krankheitskosten messen den mittelbar mit einer Erkrankung im Zusammenhang stehenden Ressourcenverlust. Dabei handelt es sich in erster Linie um die durch Arbeitsunfähigkeit, Invalidität und vorzeitigem Tod der erwerbstätigen Bevölkerung hervorgerufenen potenziellen volkswirtschaftlichen Verluste [...]"[1]. Bolten et al. konnten zeigen, dass circa 70% des gesamten durch Rückenschmerzen verursachten volkswirtschaftlichen Schaden von 17 Milliarden Euro durch indirekte Kosten entstehen [3].

Von 1987 bis 1996 konnte ein durch Dorsopathien bedingter Anstieg der Arbeitsunfähigkeitstage festgestellt werden; eine differenzierte Darstellung für Rückenschmerzen war, wie oben dargestellt, erst ab dem Jahr 2000 möglich [4]. Im Jahr 2002 verursachten Rückenschmerzen (M54 ICD–10 GM) insgesamt 23.104.884 Arbeitsunfähigkeitstage, das waren 12,3% aller Arbeitsunfähigkeitstage. Im Jahr 2008 wurden 14.261.158 Arbeitsunfähigkeitstage auf Rückenschmerzen zurückgeführt; dies entsprach einem Rückgang von 38,3% in sechs Jahren [2]. Damit verursachten Rückenschmerzen im Jahr 2008 noch 9,1% aller Arbeitsunfähigkeitstage. Dies scheint den allgemeinen Trend des Rückgangs der Arbeitsunfähigkeitstage zu bestätigten – von 2002 bis 2008 gingen die Arbeitsunfähigkeitstage insgesamt um 30,2% zurück.

Für Rückenschmerzen kann hier zwar, wie oben gezeigt, ein stärkerer Rückgang beobachtet werden. Der Anteil der durch Rückenschmerzen ausgelösten Fehlzeiten am Arbeitsplatz und die damit verbundenen Kosten sind jedoch weiterhin hoch [2, 4].

Die Gesamtkosten durch Rückenschmerzen belaufen sich in verschiedenen Schätzungen auf circa 1% des Bruttosozialproduktes in westlichen Industriestaaten [5, 6, 7, 8, 9].

Da die ICD ursprünglich als Todesursachenstatistik genutzt wurde, wird primär die Ätiologie verschlüsselt und die Manifestation gegebenenfalls durch einen weiteren Code im Sinne einer Mehrfachkodierung abgebildet. Mit der Aufnahme der Codes gemäß M54 ff. in die ICD 10 ist der unspezifische Rückenschmerz erstmals klassifiziert worden; eine Unterscheidung akuter oder chronischer Verläufe unterbleibt weiterhin oder muss über weitere Codes verschlüsselt werden. Aufgrund der im *Gesundheitssurvey* festgestellten hohen Prävalenz von chronischen Rückenschmerzen ist zu vermuten, dass ein wesentlicher Anteil der oben dargestellten Kosteneffekte durch chronifizierte Rückenschmerzen ausgelöst wurde. Um die Epidemiologie und die auslösenden beziehungsweise mit chronischen Rückenschmerzen assoziierten Faktoren analysieren zu können, reichen die Analysen der Sozialversicherungsdaten – insbesondere auf Ebene der ICD – nicht aus.

Krankheitskosten in Mio. € für Deutschland (Krankheitskostenrechnung, Statistisches Bundesamt 2008 [2])

ICD 10 Code	2002	2004	2006	2008
A00 – T98 Alle Krankheiten und Folgen äußerer Ursachen	218.768	224.970	236.524	254.280
M45 – M54 Dorsopathien	7.906	7.975	8.314	9.043
M54 Rückenschmerzen	3.410	3.348	3.297	3.574

1.2 Definitionen zum Begriff Rücken und zum chronischen Rückenschmerz

Die topographische Zuordnung der Begriffe *Rückenschmerz* und *Kreuzschmerz* ist im deutschen Sprachraum durch regionale sprachliche Unterschiede nicht ohne weiteres möglich [10]. Während sich in Norddeutschland der Begriff *Rücken* mehrheitlich auf den unteren Rücken bezieht, wird im süddeutschen Raum hierfür eher der Begriff *Kreuzschmerz* verwendet. „In den deutschsprachigen Ländern fehlt ein einheitliches ‚Rücken–Konzept', wie es die englischsprachige Welt im ‚low back' (unterer Rücken) hat" [1]. In der Nationalen Versorgungsleitlinie Kreuzschmerz ist der *Kreuzschmerz* definiert als: „[...] Schmerz im Rückenbereich unterhalb des Rippenbogens und oberhalb der Gesäßfalten, mit oder ohne Ausstrahlung [...]" [11]. Demgegenüber schließt der Begriff *Rückenschmerz* die schmerzhaften Bereiche der Brustwirbelsäule und Halswirbelsäule mit ein.

Eine genaue topographische Zuordnung ist möglich, wenn Probanden körperlich untersucht oder eine genaue Lokalisation – z. B. anhand von Zeichnungen – erfragt wurde. Während im englischen Sprachgebrauch der Begriff *low back pain* vorherrschend erscheint, wird in deutschen Studien eher der Begriff Rücken verwendet, teilweise ohne nähere Erläuterung der Lokalisation [12].

„Der Begriff ‚chronisch' beschreibt einen Zustand und einen Prozess gleichermaßen, bei dem die biologische Warnfunktion fehlt. Schmerzen werden dann als chronisch bezeichnet, wenn sie eine zentrale Bedeutung im Leben einnehmen, mit erfolglosen Therapieversuchen und Enttäuschungen verbunden sind, zu gravierenden Einschränkungen der Lebensqualität führen, mit bedrückender Stimmung, Ängsten und reduzierter Leistungsfähigkeit einhergehen" [13]. Zur Definition einer Schmerzsymptomatik als *chronisch* wurden bisher verschiedene Ansätze und zeitliche Definitionen vorgeschlagen. Beispiele dafür sind: Schmerzen an mehr als der Hälfte aller Tage während der letzten drei oder sechs Monate [14], Fortbestehen nach Ausheilung der Störung, rezidivierende Schmerzen in den letzten sechs Monaten [15, 16]. In einer Übersicht stellten Raspe et al. in 40 epidemiologischen Studien drei voneinander abgrenzbare Konzepte zur Definition chronischer Rückenschmerzen fest. 22 Studien wählten ein rein zeitliches Konzept. Während in drei Studien Rückenschmerzen länger als vier Wochen als chronisch galten, wurde in sieben Studien eine Schmerzdauer über drei Monate, in neun Arbeiten über sechs Monate und in drei Arbeiten über zwölf Monate gefordert. In fünf Studien wurden prospektive Festsetzungen vorgenommen (zu Beginn der Studie und follow ups) während in acht Arbeiten neben der zeitlichen Dimension weitere Kriterien, wie eingeschränkte Alltagsaktivitäten, Arbeitsunfähigkeit, Häufigkeit von Arztkonsultationen oder Inkurabilität, verlangt wurden. In fünf Arbeiten konnte keine abgrenzbare Definition gefunden werden [17].

Rein zeitliche Definitionen lassen keinen Rückschluss auf den Chronifizierungsprozess zu. Um diesen darzustellen, sind neben der zeitlichen Komponente weitere Aspekte und Auswirkungen von Rückenschmerzen zu berücksichtigen.

In der oben genannten Arbeit von Raspe et al. werden darüber hinaus die Konzepte von Kröner-Herwig und Gerbershagen diskutiert. Kröner-Herwig betrachtet neben dem zeitlichen Verlauf emotionale, kognitive und behaviorale Beeinträchtigungen der Betroffenen [18, 19]. Im Mainzer Stadienmodell der Schmerzchronifizierung (MSPP) nach Gerbershagen werden auf je zwei Achsen die Schmerzwahrnehmung und das Schmerzverhalten ärztlich beurteilt und die Patienten anhand der Summenwerte und Achsenstadien einem von drei Chronifizierungsstadien zugeordnet [20]. Zur Erfassung der Ausbreitung chronischer Rückenschmerzen und damit der Schweregrade schlagen Raspe et al. vor, ein amplifiziertes Modell zur Definition der verschiedenen Stadien zu etablieren. Auf Grundlage des Schalenmodells von Loeser [21], nach dem sich die Nociception über die Wahrnehmung von Schmerz bis hin zum Schmerzverhalten ausbreitet, schlagen die Autoren ein erweitertes Modell vor. Ausgehend vom Schmerz im Rücken wählen sie als Ausprägungskomponenten die zeitliche und räumliche Ausbreitung (**Pain**), weitere körperliche Beschwerden (**Complaints**) und schließlich psychische Komponenten wie Katastrophisierung und Depressivität (**Distress**). In Analogie zur Classification of Malignant Tumours (TNM-Klassifikation) der Union internationale contre le cancer (UICC) in der Onkologie werden Rückenschmerzen damit gemäß der vorgeschlagenen Komponenten (Pain, Complaints, Distress) in Stadien klassifizierbar: $P_0C_0D_0$ als Stadium 0, $P_1C_0D_0$ als Stadium 1, $P_1C_1D_0$ als Stadium 2 und $P_1C_1D_1$ als Stadium 3 [17].

Breits 1994 schlugen Raspe und Kohlmann ein hierarchisches Graduierungsmodell vor, um den Schweregrad von Rückenschmerzen zu erfassen [22]. Neben der Intensität und dem zeitlichen Aspekt sollten Funktionseinschränkungen, schmerzbezogene Kognitionen und Emotionen und darüber hinaus Komorbiditäten erfasst werden. Als Resultat der hierarchischen Verknüpfung der oben genannten Dimensionen werden vier Schweregrade gebildet. Im Rahmen der Lübecker Rückenschmerzstudie zeigten die Autoren, dass der Schweregrad prädiktiven Wert für das Wiederauftreten von Rückenschmerzen innerhalb eines Jahres hatte. Je höher der Schweregrad war, desto höher war der Anteil von Probanden mit rekurrenten Rückenschmerzepisoden und der Anteil von Probanden, die ihre Schmerzen katastrophisierten (nach *„Fragebogen zur Erfassung schmerzbezogener Selbstinstruktionen"* [23]).

1.3 Prävalenzen von Rückenschmerzen

In der internationalen Literatur finden sich Untersuchungen zu unterschiedlichen Prävalenzen von Rückenschmerzen. Während die Frage nach aktuellen Rückenschmerzen die Punktprävalenz abbildet, werden darüber hinaus unterschiedliche Zeiträume zur Schmerzanamnese abgefragt und die Häufigkeit von Rückenschmerzen in – vor den Untersuchungen liegenden – Zeiträumen untersucht, wie zum Beispiel 12-Monatsprävalenzen oder Lebenszeitprävalenzen. Tabelle 2 stellt eine Auswahl von Studien dar, die die Prävalenz chronischer Rückenschmerzen untersucht haben. Neben der Häufigkeit chronischer Rückenschmerzen sind die berechneten Prävalenzen abgebildet, die sich nicht explizit auf chronische Rückenschmerzen beziehen. Darüber hinaus wurden in den Studien unterschiedliche Definitionen zu chronischen Rückenschmerzen verwendet, die ebenfalls in der Tabelle gezeigt werden

Tabelle 1: Prävalenzen von Rückenschmerzen und chronischen Rückenschmerzen in der Literatur

Autor	Jahr	Land	Design	N	PPV*	LPZ**	Prävalenz in % 12-MPV***	chronisch	Definition "Chronisch"
Hildebrandt et al. [25]	1983–1985	Niederlande	Querschnitt	8748	26,6			26,6 (davon 4,5)	*Sehr oft (chronisch beeinträchtigend)*
Andersson et al. [24]	1988	Schweden	Querschnitt	1806				23,2	> 3 Monate *persistierend* oder *wiederkehrend*
Hüppe et al. [32]	1991–1993	Deutschland	Querschnitt zweistufig	3969	39,0			Grad 1: 27[2] Grad2: 25[2] Grad3: 19[2]	Grad 1 bis 3 (Kohlmann und Raspe)
Hestbaek et al. [30]	1991 1992 1996	Dänemark	Längsschnitt	1370				Jahr 1: 20 Jahr 2: 20 Jahr 3: 26	> 30 Tage
Picavet et al. [28]	1993–1995	Niederlande	Querschnitt	13822			Erwerbstätig: 44,4 Nicht-Erwerbstätig: 45,8	Erwerbstätig: 16 Nicht Erwerbstätig: 23,1	> 3 Monate
Andrianakos et al. [29]	1996	Griechenland	Querschnitt	8740	10,9[1]			10,9	*wiederkehrend*
Smith et al. [27]	1996 2000	Großbritannien	Längsschnitt	3605				16 (1996) 20 (2000)	> 3 Monate *kontinuierlich oder intermittierend*
Hillman et al. [26]	1996	Großbritannien	Querschnitt	3184	19	59	39	10,2	> 3 Monate
Heuch et al. [39]	1992–1997	Norwegen	Längsschnitt	63968	♂: 25,6 ♀: 28,1			23,7 ♂: 20,9 ♀: 26,3	> 3 Monate
Picavet et al. [31]	1998	Niederlande	Querschnitt	3664			43,9	21,2	> 3 Monate
Guez et al. [35]	1999	Schweden	Querschnitt	4415				16,0	> 6 Monate
Leclerc et al. [36]	1999	Frankreich	Querschnitt	6929				♂: 7,9 ♀: 7,5	> 6 Monate
Björck–van Dijken et al. [38]	1999	Schweden	Querschnitt	5798	41,0			33,2	> 6 Monate
Neuhauser et al. [33]	2003	Deutschland	Querschnitt zweistufig	8318	22,3		61,8	27[3] ♂: 23,3 ♀: 30	> 3 Monate
Salaffi et al. [34]	2004	Italien	Querschnitt	2155				5,9	> 3 Monate u. Behandlung
Schmidt et al. [37]	2003–2006	Deutschland	Längsschnitt	9263	37,1	85,5	76,0	Grad III: 6,6 Grad IV: 4,6	(von Korff) *Beeinträchtig.* in letzten 3 Monaten

*Punktprävalenz, **1-Lebenszeitprävalenz; ***12-Monatsprävalenz; [1]Punktprävalenz von chronischen Rückenschmerzen; [2]Prävalenz zum ersten Zeitpunkt der Erhebung, [3]Lebenszeitprävalenz chronischer Rückenschmerzen

13 Autoren verwendeten zeitliche Kriterien zur Definition des chronischen Rückenschmerzes. Neun Autoren definierten den chronischen Rückenschmerz über eine Dauer von über drei Monaten, Vier davon forderten zusätzliche Kriterien. Drei Autoren verwendeten rein zeitliche Definitionen von über sechs Monaten Dauer. Ein Autor definierte Rückenschmerzen mit einer Dauer von über 30 Tagen als chronisch. Zwei Autoren verwendeten über die zeitliche Dimension hinausgehende Graduierungsschemata nach *von Korff* oder nach *Kohlmann und Raspe*. Zwei Autoren verwendeten keine zeitlichen Kriterien oder Graduierungen (*chronisch beeinträchtigend, wiederkehrend*). Die Prävalenz des chronischen Rückenschmerzes zeigte in den Studien eine Spannbreite von 4,5% [25] bis 33,2% [38]. Ein eindeutiger Zusammenhang zwischen zeitlicher Definition und der Prävalenzrate ließ sich nicht feststellen. Die Arbeiten, die Graduierungsschemata verwendeten, konnten eher niedrigere Prävalenzen von 4,6% beziehungsweise 6,6% [37] und 12,6% [32] messen. Die Spannweiten der Punkt-, 12-Monats-, und Lebenszeitprävalenzen lagen bei 25% bis 30%, ebenfalls ohne erkennbaren Zusammenhang zu Studiendesign oder Größe der Stichprobe.

Die Daten zu den Altersverteilungen zeigen für Rückenschmerzprävalenzen eine Zunahme mit steigendem Alter. Sowohl die 7-Tagesprävalenz als auch die 12-Monatsprävalenz von Rückenschmerzen in Deutschland steigt bei Frauen und Männern bis zum fünften Lebensjahrzehnt an und nimmt unter den über 60Jährigen wieder ab [33]. Ähnliche Ergebnisse berechneten Björk-van Dijken et al. 2008 in Schweden. In ihrer Studie war die Prävalenz in der Altersgruppe der 55- bis 64-Jährigen am höchsten; Frauen waren häufiger betroffen als Männer [38]. Diese Daten werden in weiteren nationalen und internationalen Studien bestätigt [40, 41, 42, 43, 44, 45, 46, 47, 48, 49, 50, 51, 52].

Für chronische Rückenschmerzen in Deutschland (über drei Monate tägliche oder fast tägliche Rückenschmerzen) konnte im Jahr 2003 ein gleicher Verlauf gezeigt werden. In den Daten des Gesundheitssurveys des Robert-Koch-Institutes aus den Jahren 2003 im Vergleich zu 2009 ist jedoch ersichtlich, das 2009 nicht nur die gesamte Prävalenz chronischer Rückenschmerzen gestiegen ist, sondern auch die Altersverteilung bei Frauen und Männern zu den Älteren verschoben ist. Die maximale Prävalenz wird nun in beiden Gruppen in der höchsten Altersklasse der über 70-Jährigen gesehen (Abbildung 1) [1].

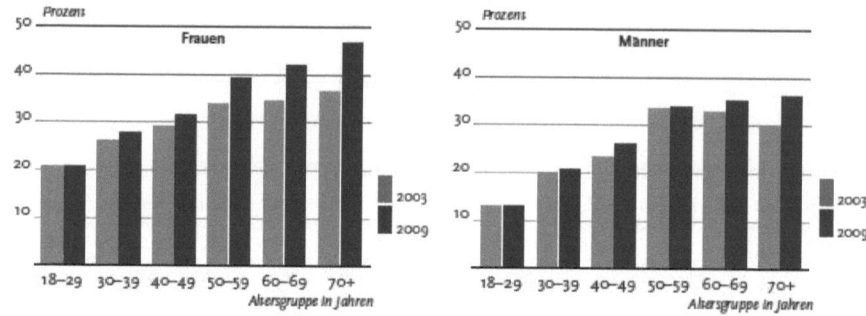

Abbildung 1 : Prävalenzen von chronischen Rückenschmerzen 2003 vs. 2009 (nach Robert-Koch-Institut. Gesundheitsberichterstattung des Bundes 2012; S. 13 [1])

1.4 Mit Rückenschmerzen assoziierte Faktoren

In prospektiven Studien wurden mögliche Risikofaktoren für Rückenschmerzen untersucht. Schmidt und Kohlmann teilen die untersuchten Faktoren in einer Übersichtsarbeit aus dem Jahr 2005 in folgende Kategorien ein:

Klinische Faktoren, Faktoren des Lebensstils und des sozialen Umfeldes, Arbeitsplatzfaktoren und psychosoziale Faktoren [53].

Einen relativ geringen Einfluss scheinen Übergewicht und weibliches Geschlecht als klinische Faktoren [33, 54], Substanzmissbrauch (Rauchen, Alkoholkonsum) [33, 55, 56] und körperliche Inaktivität aus dem Bereich der Lebensstil- und sozialen Umfeldfaktoren zu haben [27, 28, 58]. Die jeweiligen Untersuchungen berechneten für die oben genannten Faktoren Odds Ratios von bis zu 1,5. Die Ergebnisse bezüglich Übergewicht, körperliche Inaktivität und weibliches Geschlecht konnten von Björck-van Dijken et al. bestätigt werden [38]. Einen Zusammenhang der Risikofaktoren Übergewicht und weibliches Geschlecht konnten Heuch et al. feststellen. Nach Altersadjustierung verstärkte sich der Zusammenhang zwischen Übergewicht und chronischen Rückenschmerzen bei Frauen [39]. Mäßigen Einfluss auf das Entstehen von Rückenschmerzen scheinen ein geringes Einkommen, eine niedrige soziale Schicht und ein niedriges Bildungsniveau mit Odds Ratios von 2 zu haben [38, 57].

Aus der Gruppe von Arbeitsplatzfaktoren wurden für Arbeitsunzufriedenheit sowie Vibrationen, schweres Heben oder ungünstige Körperhaltungen ebenfalls Odds Ratios von ca. 2 gemessen [8, 58, 59, 60, 61, 62].

Psychosoziale Faktoren und andere frühere Schmerzen konnten vor allem für ein hohes Risiko einer Chronifizierung von Rückenschmerzen mit Odds Ratios von 2 bis 3 identifiziert werden. Unter den psychosozialen Faktoren scheinen depressive Stimmungslagen und mit den Schmerzen verbundene Verhaltens- und Denkmuster wie Fear-Avoidance-Beliefs und Katastrophisieren für ein hohes Rückenschmerzrisiko zu determinieren. Darüber hinaus stellten sich Distress und Somatisierungen als starke Risikofaktoren heraus [63, 64, 65].

Den stärksten Einfluss stellen frühere Rückenschmerzepisoden mit Odd Ratios von über 5 dar [30]. In der Studie von Hestbaek et al. hatten 45% der Studienteilnehmer, die 1991 Rückenschmerzen angegeben hatten, sowohl nach einem als auch nach fünf Jahren weiterhin Rückenschmerzen. Nur 9% der Studienteilnehmer mit Rückenschmerzen mit einer Dauer von mehr als 30 Tagen im Jahr 1991 waren fünf Jahre später schmerzfrei. Zu ähnlichen Ergebnissen bezüglich früherer Rückenschmerzereignisse kommen Hillman et al. 1996. Ein Jahr nach dem ersten Erhebungszeitraum 1994 konnten 26% der Rückenschmerzen von Probanden, die initial Rückenschmerzen angaben, als chronisch klassifiziert werden [26].

Vor dem Hintergrund der oben genannten Daten scheinen Rückenschmerzen, insbesondere chronische Verläufe, ein multifaktorielles Phänomen zu sein. Die stärksten prädisponierenden Faktoren sind frühere Rückenschmerzepisoden. Schmerzbezogene Kognitionen und frühere Schmerzen sind häufig mit Rückenschmerzen assoziiert, während klinische Faktoren, wie Übergewicht und weibliches Geschlecht, sowie Lebensstilfaktoren, wie körperliche Inaktivität, Nikotin- oder Alkoholmissbrauch, nur eine vergleichsweise geringe Assoziation aufweisen.

1.5 Glauben und Religion und Schmerz

Zwischen den Jahren 2000 und 2002 erschienen über 1100 wissenschaftliche Publikation, die die Beziehung von Religion und Gesundheit zum Thema hatten [66, 67]. Allerdings muss von einer großen Anzahl methodisch unsauberer Arbeiten ausgegangen werden. Sloan fand unter 89 Studien zum Thema Religion und Gesundheit (bezogen auf Kreislauferkrankungen) lediglich vier Arbeiten, die den gängigen wissenschaftlichen Kriterien entsprachen [67]. Ob der Glaube, die Religion oder die Zugehörigkeit zu einer Glaubensrichtung einen positiven Effekt auf die Gesundheit bzw. das Outcome bei bestimmten Erkrankungen hat, wird derzeit kontrovers diskutiert. Krucoff et al. und Benson et al. untersuchten den Einfluss von Fürbitten und Gebeten auf den Heilungsprozess von kardiologischen Patienten, die durch operative Interventionen behandelt wurden [68, 69]. Während Krucoff keinen positiven Effekt auf das Outcome der Patienten fand, waren Gebete in der Studie von Benson et al. mit vermehrten Komplikationen assoziiert. Demgegenüber fanden Murken et al., dass die Einstellung bzw. Religiosität einen positiven Effekt auf den Umgang mit einer Erkrankung haben. Brustkrebspatientinnen, die „hochreligiös" waren und ein positives Gottesbild angaben, setzten sich verstärkt konstruktiv mit ihrer Erkrankung auseinander, während Patientinnen, die von einem eher strafenden Gott ausgingen, häufiger depressive Symptome und Angstzustände zeigten [70]. Pargament et al. beobachteten darüber hinaus, dass Patienten, die von einem eher strengen, strafenden Gott ausgingen, in einem Zeitraum von zwei Jahren – unabhängig von ihrer Erkrankung – ein bis zu 30% höheres Sterberisiko hatten [71].

Menschen mit chronischen Schmerzen suchen in Spiritualität und Religion Hilfe, teilweise als Bewältigungsstrategie, insbesondere wenn andere Versorgungsformen versagen oder nicht den gewünschten Effekt mit sich bringen. [72, 73, 74, 75]. Keefe und Dolan zeigten, dass speziell auch Patienten mit chronischen Rückenschmerzen spirituelle Verhaltensweisen und Ansichten als Bewältigungsstrategien nutzen [73]. Probanden, die sich als religiös bezeichneten, gaben höhere Schmerzstärken an. Demgegenüber gibt es Längsschnittstudien, die zeigen, dass Religiosität und Spiritualität positive Auswirkungen auf die Schmerzstärken bei Probanden mit chronischen Schmerzen haben können und mit einer verbesserten Stimmung der Probanden korrelieren [76, 77].

Rippentrop et al. untersuchten die religiöse Einstellung als Prädiktoren für die körperliche und mentale Gesundheit unter Probanden mit chronischen Schmerzen. Die Unmöglichkeit zu Vergeben und Ärger auf Gott waren mit geringerer körperlicher und geistiger Gesundheit korreliert als in der Vergleichsgruppe ohne chronische Schmerzen [78].

Die Kausalität von chronischen Schmerzen und religiöser Einstellung ist bislang nicht belegt. Diskutiert wird nach dem Stressoren-Modell von Ellison und Levin [79], dass Menschen durch Stress – wie chronischem Schmerz – dazu veranlasst werden, ihre Religion stärker auszuleben – oder erst wahrzunehmen – in der Hoffnung auf Linderung.

Der Einfluss von Glauben, Religiosität und Spiritualität auf die Chronifizierung von Rückenschmerzen ist – wie oben gezeigt – bislang nicht eindeutig belegt. Insbesondere für Deutschland sind bislang keine Studien veröffentlicht worden, die diese Zusammenhänge zum Thema hatten.

1.6 Herleitung der Fragestellung

Mitte der neunziger Jahre des vorangegangenen Jahrhunderts existierten in Deutschland einige Studien zur Epidemiologie, insbesondere zu Risikofaktoren chronischer Rückenschmerzen.

Vor dem Hintergrund der Daten der Sozialversicherungsträger und der oben genannten Studien sollte der Einfluss des Geschlechts und des Alters auf das Auftreten von chronischen Rückenschmerzen untersucht werden. Darüber hinaus sollten die Assoziationen soziodemographischer Faktoren mit chronischen Rückenschmerzen analysiert werden.

Aufgrund der Annahme, dass Frauen und Männer unterschiedlichen Belastungen im Alltag und am Arbeitsplatz ausgesetzt sind, sollte die Assoziation der subjektiv geäußerten Belastung und chronischen Rückenschmerzen untersucht werden. Hierzu sollten in Subgruppenanalysen Geschlechtsunterschiede und die subjektive Einstellung zum Alltag analysiert werden.

Aufgrund der Beobachtungen der Schmerztherapeuten in der Schmerzambulanz, dass die Bedeutung der Religion bzw. die religiöse Einstellung Auswirkungen haben könnte für den Umgang mit chronischen Schmerzen, sollte die Assoziation zwischen der subjektiv geäußerten Wichtigkeit der Religion und chronischen Rückenschmerzen beleuchtet werden. Darüber hinaus sollte die Wichtigkeit einer Kirchenzugehörigkeit sowie der jeweiligen Religion analysiert werden.

Die vorliegende Arbeit hat zum Ziel, die Faktoren darzustellen, die in einem deutschen Ballungszentrum mit chronischen Rückenschmerzen assoziiert sind. Die soziale Situation, die subjektive Belastung am Arbeitsplatz, die emotionale Belastung im täglichen Leben und die emotionale Bindung an eine bestimmte Glaubensgemeinschaft sollen auf ihren Zusammenhang mit chronischen Rückenschmerzen untersucht werden.

Zwar hatten sich zum Zeitpunkt der Durchführung der hier beschriebenen Studie bereits zahlreiche Autoren mit dem Auftreten und der Epidemiologie von Rückenschmerzen beschäftigt [u. a. 42, 43, 45 52, 80, 81, 82, 83, 84], eine Erfassung in einem deutschen Ballungsgebiet unter expliziter Berücksichtigung des Bevölkerungsanteils mit Migrationshintergrund und dessen religiöser Einstellung zur Identifizierung von Begleitfaktoren von chronischen Rückenschmerzen war jedoch noch nicht erfolgt. Zur Konzeption von Programmen zur primären und sekundären Prävention ist die Kenntnis der prädisponierenden Faktoren für die Chronifizierung grundlegend. Die vorliegende Arbeit sollte im Hinblick auf die Entwicklung von Präventionsprogrammen zur Verhinderung der Chronifizierung Anhaltspunkte für diese Risikofaktoren liefern. Die Arbeit orientiert sich an folgenden Fragestellungen:

1. Gibt es einen Zusammenhang zwischen dem Geschlecht und dem Auftreten von chronischen Rückenschmerzen?

2. Gibt es einen Zusammenhang zwischen dem objektiven sozioökonomischen Status und dem Auftreten von chronischen Rückenschmerzen?

3. Gibt es einen Zusammenhang zwischen der Beantwortung der Frage nach der Wichtigkeit einer Religion und dem Auftreten von chronischen Rückenschmerzen?

4. Gibt es einen Zusammenhang zwischen der subjektiv geäußerten Belastung im Alltag oder am Arbeitsplatz und dem Vorhandensein von chronischen Rückenschmerzen?

Daraus ergeben sich folgende handlungsleitende Hypothesen:

Hypothese 1: Die Wahrscheinlichkeit, an chronischen Rückenschmerzen zu leiden, ist für Frauen höher als für Männer.

Hypothese 2: Der sozioökonomische Status von Personen mit chronischen Rückenschmerzen ist niedriger als der von Personen ohne chronische Rückenschmerzen.

Hypothese 3: Die subjektiv geäußerte Wichtigkeit einer Religion bzw. Zugehörigkeit zu einer Glaubensgemeinschaft von Personen mit chronischen Rückenschmerzen ist höher als die von Personen ohne chronische Rückenschmerzen.

Hypothese 4: Die subjektiv empfundene Belastung im Alltag oder am Arbeitsplatz von Personen mit chronischen Rückenschmerzen ist höher als die von Personen ohne chronische Rückenschmerzen.

2 Methodik

2.1 Studiendesign

Im Zeitraum von Juni 1995 bis September 1996 wurde eine repräsentative bevölkerungsbezogene Querschnittserhebung im Berliner Stadtteil Wedding zum Auftreten und der Ausprägung chronischer Schmerzen durchgeführt.

Die Erhebung eruierte Schmerzen verschiedener Lokalisationen; die hier vorgestellte Untersuchung fokussierte auf chronische Rückenschmerzen. In weiteren Arbeiten wurden zum Beispiel Kopf-, Gesichts-, oder Gelenkschmerzen untersucht.

Eine Schmerzanamnese über sechs Monate in Verbindung mit dem Auftreten in den letzten sechs Monaten vor der Befragung führte im Zusammenhang mit der Angabe *Rücken* als Schmerzort zu der Klassifizierung *chronischer Rückenschmerz* [13, 15]. Die Studienteilnehmer wurden in Gruppen eingeteilt. Studienteilnehmer, die die Frage nach Schmerzen im telefonischen Interview bejahten, Schmerzen in den letzten sechs Monaten, eine Schmerzdauer über sechs Monaten und als einen Schmerzort den Rücken angaben, wurden in der Gruppe *Probanden mit chronischen Rückenschmerzen* (PCRS) subsumiert. Hatten die Studienteilnehmer keine Schmerzen in den letzten sechs Monaten vor der Befragung oder eine Schmerzanamnese unter sechs Monaten oder gaben einen anderen Schmerzort als den Rücken an, führte dies zur Eingruppierung in die Gruppe *Probanden ohne chronische Rückenschmerzen* (PORS). In dieser Gruppe waren demnach Studienteilnehmer subsumiert, die entweder keine oder akute Schmerzen hatten oder andere Schmerzorte als den Rücken angaben.

Sozio-demographische Parameter und Merkmale der subjektiv empfundenen Lebenssituation wurden auf ihre Korrelation mit chronischen Rückenschmerzen untersucht. Grundlage der Datenerhebung waren zufällig ausgewählte Einwohner des Stadtteils Wedding von Berlin, die im Rahmen telefonischer und – sofern chronische Schmerzen in der telefonischen Befragung angegeben wurden – persönlicher Interviews befragt wurden. Die vorliegende Arbeit verwendet ausschließlich die Daten der telefonischen Interviews. Die Ergebnisse der persönlichen Interviews, zum Beispiel im Sinne von Subgruppenanalysen oder der genauen Lokalisation oder Kombination mit anderen Schmerzen, waren Thema anderer Arbeiten.

2.2 Studienteilnehmer

In einem computergestützten Zufallsverfahren erhob das Landeseinwohneramt Berlin eine repräsentative Stichprobe von Einwohnern des Stadtteils Wedding von Berlin und stellte der Untersuchungsgruppe die Namen und Adressdaten zur Verfügung. Die Personen waren mindestens 18 Jahre alt und seit mindestens drei Monaten wohnhaft im Wedding. In die Untersuchung wurden Einwohner aufgenommen, deren Namen im örtlichen Fernsprechbuch des Stadtteils Wedding von Berlin verzeichnet waren. Mittels eines EDV-gestützten Verfahrens wurde die Suche nach Telefonnummern ausgedehnt, bei dem die CD-ROM D-Info `95 der Firma TOPWARE verwendet wurde.

Als Studienpopulation aus dem Rohdatensatz des Landeseinwohneramtes von 2405 Adressen konnten 1305 Einwohner des Wedding identifiziert werden, deren Telefonnummer im amtlichen Fernsprechbuch verzeichnet war.

2.3 Untersucher

Die Planung der Studie, die Pilotphase und die Befragung und Dateneingabe wurde von einer Gruppe von neun studentischen Doktoranden und einem Arzt im Praktikum unter der Leitung von Oberarzt Dr. Hagmeister und Prof. Dr. Falke von Juni 1995 bis September 1996 in der Schmerzambulanz der Charité Campus Virchow-Klinikum in Berlin durchgeführt. Die Doktoranden befanden sich zum Zeitpunkt der Untersuchung im zweiten klinischen Studienabschnitt des Medizinstudiums an der Humboldt-Universität zu Berlin. Zur Vorbereitung der Untersuchung absolvierten die Doktoranden eine Famulatur in der Schmerzambulanz, um die spezifischen Probleme der Anamneseerhebung, der Diagnostik und Therapie chronischer Schmerzen kennenzulernen. Während der Planungs- und Erhebungsphase der Untersuchung fanden wöchentliche Supervisionen der Doktoranden unter der Leitung von Oberarzt Dr. Hagmeister in der Schmerzambulanz am Campus Virchow-Klinikum der Charité statt. Ziele der Supervisionen in der Planungsphase der Studie waren, einerseits die Studienteilnehmer bezüglich der durchzuführenden Interviews zu schulen und andererseits die nachfolgend beschriebenen Fragebögen zu entwerfen und zu validieren. Während der Datenerhebung wurde in den Supervisionen der Fortgang der Untersuchung sowie mögliche Probleme bei der Umsetzung der Studie erörtert und gelöst.

2.4 Datenmanagement

Die Verwendung der Adressen und der erhobenen Daten erfolgte unter der Aufsicht des Berliner Datenschutzbeauftragten. Die Adressdatensätze wurden pseudonymisiert. Sie wurden fortlaufend nummeriert und die erhobenen Daten wurden zu jedem Studienteilnehmer mit der jeweiligen Nummer kodiert. Jeder Doktorand bearbeitete ca. 267 Datensätze und kannte nur die Adresse und – sofern eruierbar – die Telefonnummern sowie den Dekodierungsschlüssel zu dem jeweiligen Teilkollektiv.

Die Adresse mit Telefonnummern, die erhobenen Daten und die Einwilligungserklärungen zum persönlichen Interview wurden in jeweils getrennten, abschließbaren Schränken aufbewahrt; die Adressdatensätze wurden nach Ende der Untersuchung vernichtet.

Jeder Doktorand war für die Dateneingabe in eine erstellte Datenbank verantwortlich. Der Aufsicht führende Arzt im Praktikum überwachte die Dateneingabe und führte Plausibilitätskontrollen durch. Unplausible und fehlende Daten wurden mit dem jeweiligen Doktoranden besprochen und gegebenenfalls korrigiert.

Für die Studie wurde das Votum der Ethikkommission der Charité, Campus Virchow-Klinikum, eingeholt. Die Patienten erhielten vor Einschluss in die Studie eine Patienteninformation und dokumentierten ihr Einverständnis auf der Einwilligungserklärung. Die Einwilligung des Patienten zur Teilnahme an der Studie erfolgte mit Datum und Unterschrift von Proband und Untersucher. Jeder eingeschlossene Proband erhielt eine Kopie der unterschriebenen Einwilligungserklärung. Die Einwilligungserklärungen verblieben im Original in der Schmerzambulanz der Charité, Campus Virchow-Klinikum.

Die Studie entsprach den ICH Guidelines for GCP, den Leitlinien für GEP, den Landesdatenschutzgesetzen, der Deklaration von Helsinki sowie den Vorschriften des Arzneimittelgesetzes. Die an der Studie beteiligten Mitarbeiter wurden umfassend über den Zweck der Studie aufgeklärt und die Verantwortlichkeiten klar definiert.

Alle im Verlauf der Studie erhobenen Befunde wurden entsprechend den Landesdatenschutzgesetzen anonymisiert gespeichert (im Rahmen von § 5 BlnDSG) und streng vertraulich behandelt (gem. § 8 BlnDSG).

2.5 Untersuchungsgang

2.5.1 Postalische Ankündigung

Allen ausgewählten Personen wurde die Untersuchung in einem Schreiben angekündigt und erläutert mit der nachfolgenden Bitte um Teilnahme.

Erfolgte keine Rückmeldung auf die erste Einladung zur Studie, wurden die betreffenden Personen nach zweiwöchiger Frist nochmals angeschrieben. Erfolgte auf die zweite Einladung wiederum keine Rückmeldung, wurde nach weiteren zwei Wochen eine dritte Einladung zur Studie versandt. Bei positiver Rückmeldung (postalisch oder telefonisch) wurde ein Termin zum telefonischen Interview vereinbart.

2.5.2 Interviews

2.5.2.1 Telefonische Interviews

Mit den Studienteilnehmern, deren Telefonnummer verzeichnet war und die sich zur Teilnahme an der Studie bereit erklärt hatten, wurde ein telefonisches Interview durchgeführt.

Instrument des telefonischen Interviews war ein von der Arbeitsgruppe entworfener Fragebogen. Dieser gliederte sich in einen Teil zu objektiven sozio-demographischen Parametern und subjektiv empfundenen Lebensverhältnissen, ferner in einen kurzen schmerzanamnestischen Bereich. Die Items des telefonischen Interviews bezüglich der sozio-demographischen Situation sind in Tabelle 3 dargestellt. Tabelle 4 stellt die Items bezüglich der subjektiv empfundenen Lebenssituation und Tabelle 5 den schmerzanamnestischen Bereich dar.

Tabelle 2: Items des telefonischen Interviews bezüglich soziodemographischer Situation

Item	Ausprägung
Geschlecht	Weiblich
	Männlich
Familienstand	Fester Partner
	Kein fester Partner
Staatsangehörigkeit	k. V.*
Netto–Haushaltseinkommen	< 2000 DM
	2000 – 4000 DM
	4000 – 6000 DM
	> 6000 DM
Schulbildung	Keine
	Hauptschule
	Realschule
	Fachabitur
	Abitur
Berufstätigkeit	In Ausbildung/Schüler/Student
	Berufstätig
	Nicht berufstätig
	Berentet
Quadratmeter der Wohnung	k. V.*
Mitwohnende Personen	k. V.*

* k. V. = keine Vorgabe

Tabelle 3: Items des telefonischen Interviews bezüglich der subjektiv empfundenen Lebenssituation

Item	Ausprägung
Zufriedenheit mit der Arbeit	NMR*
Belastung im Beruf	NMR*
Besondere Belastungen am Arbeitsplatz	Lärm
	Licht
	Luft/Gase
	Schichtdienst/unregelmäßige Arbeitszeiten
	Anderes
Belastung im Haushalt	NMR*
Besondere Belästigungen in Haus/Wohnung	Lärm
	Dunkelheit
	Feuchtigkeit
	Kälte
	Wärme
	Enge
	Anderes
Zufriedenheit mit der Wohnsituation	NMR*
Wichtigkeit einer Religion	NMR*
Wichtigkeit einer Kirchenzugehörigkeit	NMR*
Staatzugehörigkeit	Ja
	Nein
Stimmung in den letzte Wochen	NMR*
Wie viel Kontakt zu anderen Menschen	NMR*

*NMR = Numeric Rating Scale 0 –100

Tabelle 4: Items des telefonischen Interviews bezüglich der Schmerzanamnese

Item	Ausprägung
Schmerzen	Ja / Nein
Wie lange schon	k. V.*
Wie oft	k. V.*
Schmerzen in den letzten sechs Monaten	Ja / Nein
Schmerzort	k. V.*
Schmerzstärke	NMR**

*k. V. = keine Vorgabe
**NMR = Numeric rating Scale 0 –100

2.5.2.2 Validität und Zuverlässigkeit der Fragebögen

Die Praktikabilität der Fragebögen wurde in einer Pilotstudie an 61 zufällig aus dem Fernsprechbuch ausgewählten Personen getestet.

32 dieser Personen standen für ein Retest-Verfahren zur Verfügung. Eine Woche nach der Primärbefragung wurden die Personen nochmals von einem anderen Interviewer befragt und die Ergebnisse auf Reliabilität überprüft.

Die Schmerzfragebögen wurden im Sinne einer „expert-validity" [85] von Assistenz- und Oberärzten der Schmerzambulanz geprüft. 39 Fragebögen konnten an zufällig ausgewählten Studienteilnehmern (Patienten, Studenten) auf Validität geprüft werden. Eine Woche nach dem ersten Interview wurden die Studienteilnehmer von einem anderen Interviewer nochmals befragt.

Die Ergebnisse der Pilotstudie und der Retest-Verfahren wurden in der wöchentlichen Supervision besprochen. Bei unzureichender Übereinstimmung im Retest-Verfahren und/oder Undurchführbarkeit wurden die entsprechenden Fragen oder Passagen der Bögen verändert. Unzureichende Reliabilität wurde angenommen, wenn weniger als 32 Fragen (95%) gleich beantwortet wurden. Numeric-Rating-Scales galten als nicht zuverlässig, wenn der Zahlenwert in der wiederholten Befragung um mehr als 10 von der Primärbefragung abwich.

2.6 Methodik der statistischen Auswertung

Die Analyse der Daten erfolgte unter SPSS/PC+ Version 19 [86].

Die deskriptive Statistik zur Beschreibung der Stichprobe wurde anhand von Häufigkeitsverteilungen berechnet. Zur Beurteilung der Repräsentativität wurden die Alters- und Geschlechtsverteilung sowie die Staatsangehörigkeit mit den Mikrozensusdaten für Wedding des Statistischen Landesamtes Berlin von 1995 verglichen.

Um mögliche Begleitfaktoren für chronische Rückenschmerzen zu identifizieren, wurden die Gruppen PCRS mit der Gruppe PORS verglichen. Als unabhängige Variablen wurden zunächst das Geschlecht und nachfolgend die sozio-demographischen Parameter analysiert. Als nächste Ebene wurden die beiden Gruppen hinsichtlich der subjektiv geäußerten Lebens- und Arbeitssituation verglichen. Nach der Analyse der Gesamtstichprobe wurden die Teilpopulationen der Erwerbstätigen und der Nicht-Erwerbstätigen hinsichtlich der oben genannten Parameter untersucht.

Bivariate Analysen qualitativer Variablen wurden mit dem Chi-Quadrat-Test durchgeführt. Für abhängige qualitative Variablen mit zwei Ausprägungen wurde die Odds Ratio ermittelt. Bei Beobachtungswerten kleiner als 5 in einem Feld einer Kontingenztafel wurde der exakte Test nach Fisher angewandt.

Bivariate Analysen von einer qualitativen Variable und einem quantitativen Merkmal wurden bei Normalverteilung durch t-Test Vergleiche untersucht. Lag keine Normalverteilung vor, wurde der Mann-Whitney-U-Test durchgeführt.

Für alle Tests wurde eine Irrtumswahrscheinlichkeit ≤ 5% als Signifikanzniveau gewählt, d. h. Zusammenhänge galten bei einem $p \leq 0{,}05$ als statistisch signifikant.

3 Ergebnisse

3.1 Stichprobenbeschreibung

3.1.1 Teilnahme und Responserate

Aus dem Gesamtkollektiv von 1392 Personen wurden 565 (40,6%) Personen ausgeschlossen. Die Gründe der Nicht-Teilnahme sind in Tabelle 6 dargestellt. Somit nahmen 827 Personen (59,4%) an der Untersuchung teil.

Tabelle 5: Aufteilung der Non-Responder

Gründe für Nicht-Teilnahme	Anzahl	Anteil in %
Mit Befragung nicht einverstanden	213	15,3
Telefonisch nicht erreichbar	338	24,3
Telefonisches Interview abgebrochen	3	0,2
Termin nicht eingehalten	10	0,7
Gesamt	564	40,5

Insgesamt wurden 827 Interviews geführt, 270 Interviews wurden telefonisch durchgeführt und nachfolgend persönlich. Mit 557 Studienteilnehmern wurden ausschließlich telefonische Interviews durchgeführt.

3.1.2 Alters– und Geschlechtsverteilung

Das durchschnittliche Alter der Studienteilnehmer betrug 38,6 Jahre, der Median lag bei 34 Jahren. Der jüngste Proband war 18, der älteste 94 Jahre (Abbildung 3 und Tabelle 7).

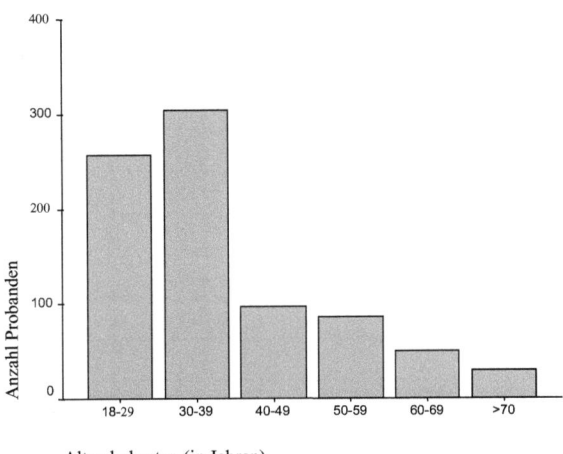

Abbildung 2 : Altersverteilung nach Kohorten

Tabelle 6: Altersverteilung

Mittelwert:	38,6 Jahre
Median:	34 Jahre
Standardabweichung:	14,3 Jahre
25% Perzentile:	29 Jahre
75% Perzentile:	45 Jahre
Minimum:	18 Jahre
Maximum:	94 Jahre

Von den 827 teilnehmenden Personen waren 436 weiblich (52,7%), 391 männlich (47,3%). Die Altersverteilung in Kohorten nach Geschlecht im Vergleich zum Mikrozensus stellt Tabelle 8 dar.

Tabelle 7: Altersverteilung in Kohorten nach Geschlecht im Vergleich mit dem Mikrozensus (Berliner Statistik, 1995)

Alter	Frauen			Männer		
	Stichprobe in %	Mikrozensus in %	Diff.	Stichprobe in %	Mikrozensus in %	Diff.
18–20	2,1	2,1	0,0	2,0	1,9	0,1
20–25	12,8	12,1	0,7	11,3	15,3	–4,0
25–30	17,7	16,9	0,8	16,1	16,5	–0,4
30–35	22,2	23,3	–1,1	24,3	22,6	1,7
35–40	11,9	13,4	–1,5	15,1	15,3	–0,2
40–45	8,5	7,6	0,9	6,6	6,1	0,5
45–60	13,8	14,5	–0,7	16,1	14,5	1,6
60–65	2,8	2,9	–0,1	2,8	2,3	0,5
> 65	7,8	6,7	1,1	5,4	5,5	–0,1

Frauen waren im Schnitt 38,7 Jahre, Männer 38,5 Jahre alt. Der Altersmedian der Frauen betrug 34 Jahre, der der Männer 35 Jahre.

3.1.3 Nationalitäten

Die Mehrheit der Studienteilnehmer war deutscher Staatsangehörigkeit (85,6%), die zweitgrößte Gruppe war türkischer Staatsangehörigkeit (7,3%). Alle anderen Staatsangehörigkeiten hatten eine Häufigkeit von 7,1%. Insgesamt wurden 34 verschiedene Staatsangehörigkeiten angegeben. Sieben Personen beantworteten die Frage nach ihrer Staatsangehörigkeit nicht (Tabelle 9).

Tabelle 8: Staatsangehörigkeit im Vergleich mit dem Mikrozensus

Staatsangehörigkeit	Anzahl	Anteil %	Mikrozensus %
Deutsch	702	85,6	73,0
Nichtdeutsch	118	14,4	27,0
Gesamt	820	100,0	100,0

3.1.4 Soziale Lage und psychosoziale Parameter

Die soziale Situation der Studienteilnehmer wurde anhand von Fragen nach der Schulbildung, der Berufstätigkeit, dem Netto-Haushaltseinkommen, den Wohnquadratmetern und dem Familienstand (inklusive Kinder [Ja/Nein]) ermittelt.

Der am häufigsten genannte Bildungsgrad war der Hauptschulabschluss (35,1%). Ein Realschulabschluss und die Allgemeine Hochschulreife (Abitur) wurden mit jeweils 28,3% gleich häufig genannt. Tabelle 10 stellt die Schulabschlüsse differenziert nach Geschlecht dar.

Tabelle 9: Bildungsniveau nach Geschlecht

Schulabschluss	Frauen		Männer		Gesamt	
	N	%	N	%	N	%
Keiner	19	4,4	10	2,6	29	3,5
Hauptschule	164	37,6	126	32,2	290	35,1
Realschule	130	29,8	104	26,6	234	28,3
Abitur	104	23,9	130	33,2	234	28,3
Fachhochschulreife	16	3,7	16	4,1	32	3,9
k. A.	3	0,7	5	1,3	8	1,0
Gesamt	436	100,0	391	100,0	827	100,0

Frauen gaben signifikant häufiger ein niedrigeres Bildungsniveau (kein Schulabschluss, Hauptschule, Realschule) an als Männer, die wiederum häufiger Abitur und Fachabitur nannten ($p = 0{,}028$).

Deutliche Differenzen des Bildungsgrades wiesen Deutsche, Türken und Studienteilnehmer anderer Staatsangehörigkeit auf. Nahezu jeder dritte deutsche Proband hatte entweder die Hauptschule (34,0%), die Realschule (30,3%) oder das Gymnasium (29,2%) erfolgreich abgeschlossen, 4,6% gaben eine Fachhochschulreife an, 1,9% hatten keinen Schulabschluss. Weit über die Hälfte der türkischen Studienteilnehmer hatte die Hauptschule abgeschlossen (56,7%), ein Fünftel gab einen Realschulabschluss an (23.3%), 6,7% das Abitur, jeder siebte Türke hatte keinen Schulabschluss. Anders lagen die Verhältnisse bei der Gruppe ohne deutsche oder türkische Staatsangehörigkeit. Hier hatten fast die Hälfte der Studienteilnehmer das Abitur abgelegt (44,8%), ein Drittel gab einen Hauptschulabschluss an, 12,1% hatten die Realschule besucht und jeder siebte aus dieser Gruppe hatte keinen Schulabschluss (13,8%). Kein Proband ohne deutsche Staatsangehörigkeit hat eine Fachhochschulreife angegeben. Die Unterschiede waren signifikant mit $p < 0{,}001$.

Einer Berufstätigkeit gingen 61,4% nach, nicht berufstätig waren 16,9%. 9,9% der Befragten befanden sich in der Berufsausbildung, während 11,7% berentet waren. Nahezu doppelt so viele Frauen wie Männer waren nicht berufstätig. Männer waren häufiger in Ausbildung oder erwerbstätig, die Anzahl berenteter Studienteilnehmer war gleich (Tabelle 11).

Tabelle 10: Berufstätigkeit nach Geschlechtern

	In Ausbildung	berufstätig	nicht berufstätig	berentet	Gesamt
Weiblich	38 (8,7 %)	249 (57,1 %)	97 (22,2 %)	52 (12 %)	436 (100 %)
Männlich	44 (11,3 %)	259 (66,2 %)	43 (11,0 %)	45 (11,5 %)	391 (100 %)
Gesamt	82 (9,9 %)	508 (61,4 %)	140 (16,9 %)	97 (11,7 %)	827 (100 %)

41,6% der befragten Personen bezifferten ihr Netto-Haushaltseinkommen zwischen 2000 DM und 4000 DM. Unter 2000 DM monatlich lagen 24,8%, mehr als 6000 DM hatten 4,7% der Personen monatlich zur Verfügung, 15,8% gaben eine monatliche Netto-Einnahme zwischen 4000 DM und 6000 DM an. 118 (14%) Studienteilnehmer machten keine Angaben, insgesamt standen 711 Fragebögen zur Auswertung dieser Daten zur Verfügung (Abbildung 4).

Signifikante Geschlechtsunterschiede konnten in Bezug auf das Netto-Haushaltseinkommen nicht beschrieben werden.

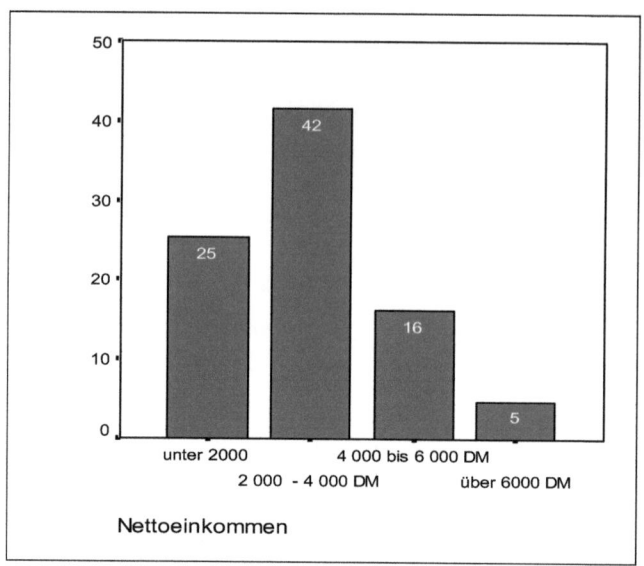

Abbildung 3 : Einkommensverteilung (12% machten keine Angaben zum Nettoeinkommen)

3.2 Chronische Rückenschmerzen in der Gesamtstichprobe

3.2.1 Gruppenzuordnung

Von den 827 in die Studie eingeschlossenen Probanden gaben 448 (54,2%) Schmerzen in den letzten sechs Monaten an. 394 (47,6% der Gesamtstichprobe) dieser Probanden gaben eine Schmerzdauer über sechs Monate an. Von diesen beantworteten 229 Probanden (27,7% der Gesamtstichprobe) die Frage nach der Lokalisation der Schmerzen mit *Rücken,* während 165 Probanden (19,9% der Gesamtstichprobe) andere Schmerzorte nannten. 379 Probanden (45,8% der Gesamtstichprobe) hatten keine Schmerzen in den letzten sechs Monaten, 54 Probanden (6,5% der Gesamtstichprobe) gaben Schmerzen mit einer Dauer unter sechs Monate an. Abbildung 4 zeigt die Gruppeneinteilung.

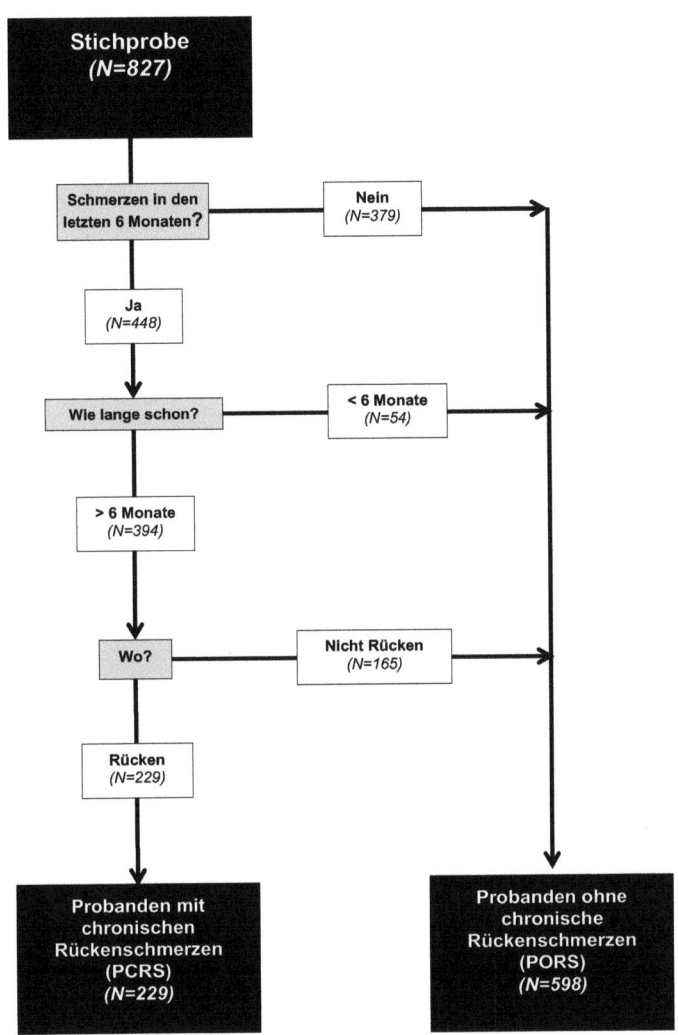

Abbildung 4 : Gruppenzuordnung in der Gesamtstichprobe

3.2.2 Prävalenzen

Die 6-Monatsprävalenz chronischer Schmerzen in der Stichprobe betrug 47,6% (N=379). 229 (27,7%) der Befragten gaben chronische Rückenschmerzen in den letzten sechs Monaten vor der Befragung an. 165 (6,5%) Studienteilnehmer hatten chronische Schmerzen in anderen Körperregionen als dem Rücken. Die Ergebnisse sind in Tabelle 12 dargestellt.

Tabelle 11: 6-Monatsprävalenz chronischer Schmerzen in der Stichprobe

	N	Prozent Stichprobe	Prozent chronische Schmerzen
Chronische Schmerzen	394	47,6	100
Chronische Rückenschmerzen	229	27,7	58,1
Chronische Schmerzen nicht Rücken	165	6,5	41,9

3.2.3 Prävalenz nach Geschlecht und Alter

Frauen und Männer zeigten eine unterschiedliche Verteilung der Prävalenzen in den Alterskohorten. Bei beiden Geschlechtern lag die höchste Prävalenz in der Altersklasse der 50- bis 59-Jährigen. Die niedrigste Prävalenz der Frauen konnte in der Gruppe der 30- bis 39-Jährigen und für Männer für die 60- bis 69-Jährigen beschrieben werden (Abbildung 5).

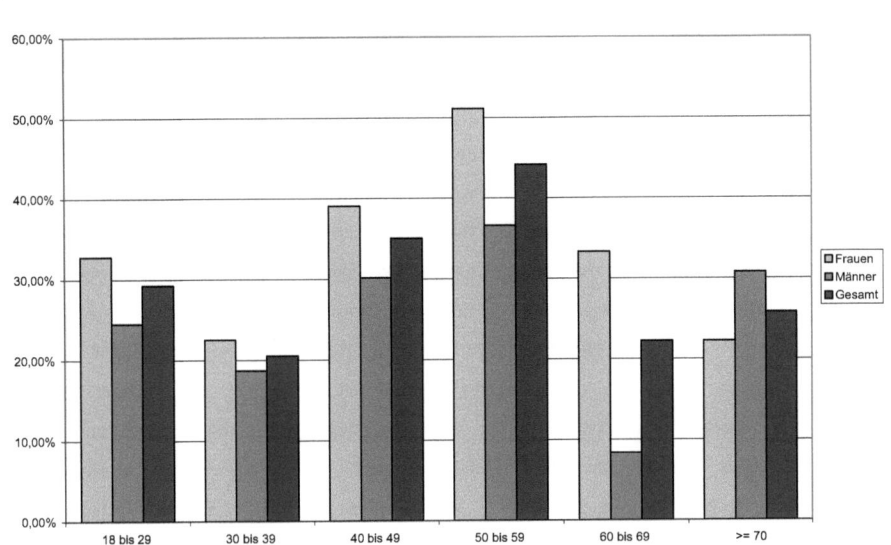

Abbildung 5 : Prävalenz chronischer Rückenschmerzen nach Geschlecht und Alter

3.2.4 Soziodemographische Faktoren

Zur Darstellung des Zusammenhangs zwischen sozialer Situation und chronischen Rückenschmerzen wurden die entsprechenden Parameter im Rahmen eines Gruppenvergleichs analysiert. Die entsprechenden Vergleichsgruppen waren *„Studienteilnehmer mit chronischen Rückenschmerzen"* und *„Studienteilnehmer ohne chronische Rückenschmerzen"*.

Tabelle 13 stellt die sozio-demographischen Parameter in den Gruppen mit und ohne chronische Rückenschmerzen dar.

Studienteilnehmer, die nicht die deutsche Staatsangehörigkeit besaßen, wurden in einer Gruppe zusammengefasst.

31,6% der weiblichen Studienteilnehmer und 23,3% der Männer hatten chronische Rückenschmerzen (p = 0,007). Studienteilnehmer mit chronischen Rückenschmerzen gaben weniger Wohnquadratmeter an (p = 0,017). Die Verteilung der Antworten zur Zugehörigkeit einer Religion waren ungleich (< 0,01). Die Daten zur Religionszugehörigkeit wurden umcodiert, jede Antwortgruppe wurde zur Summe der anderen Antworten (Referenz) getestet. Probanden mit chronischen Rückenschmerzen gaben signifikant häufiger den katholischen Glauben an (p< 0,01) (Tabelle 14, Seite 35), alle anderen Gruppen zur Religionszugehörigkeit waren nicht ungleich verteilt. Alle anderen sozio-demographischen Parameter waren zwischen den Gruppen nicht signifikant ungleich verteilt. Studienteilnehmer mit chronischen Rückenschmerzen hatten durchschnittlich etwa 4qm weniger gesamte Wohnfläche und 10qm weniger Wohnfläche pro Kopf zur Verfügung. Über 20% der Studienteilnehmer, die chronische Rückenschmerzen angaben, waren katholischen Glaubens, während etwa 10% ohne chronische Rückenschmerzen den katholischen Glauben angaben.

Tabelle 12: Sozio-demographische Parameter der Gruppen mit und ohne chronische Rückenschmerzen (*Gesamtstichprobe*)

Parameter	Gesamt N=827	Mit chronischen Rückenschmerzen (PCRS) N =229	Ohne chronische Rückenschmerzen (PORS) N =598	p –Wert	Odds –Ratio
Alter, MW (SD)	38,7 (14,3)	38,3 (14,3)	39,6 (14,3)	0,27[1]	
Weiblich, n (%)	436 (52,7%)	138 (60,3%)	298 (49,8%)	< 0,01[2]	1,21 (1,06 – 1,38)
Berufstätigkeit, n (%) Berufsausbildung Berufstätig Nicht berufstätig Berentet	82 (9,9%) 508 (61,4%) 140 (16,9%) 97 (11,7%)	19 (8,2%) 136 (59,3%) 45 (19,6%) 29 (12,6%)	63 (10,5%) 372 (62,2%) 95 (15,8%) 68 (11,3%)	0,31[2]	
Schulabschluss, n (%) keiner Hauptschule Mittlere Reife Abitur Fachhochschule	35 (4,2%) 292 (35,3%) 234 (28,3%) 234 (28,3%) 32 (3,9%)	12 (5,2%) 89 (38,9%) 60 (26,2%) 58 (25,3%) 10 (4,4%)	23 (3,8%) 203 (33,9%) 174 (29,1%) 176 (29,4%) 22 (3,7%)	0,47[2]	
Verheiratet/ fester Partner, n (%)	599 (72,4%)	164 (71,6%)	435 (72,7%)	0,96[2]	
Kinder, n (%)	425 (51,3%)	122 (53,2%)	303 (50,6%)	0,35[2]	
Staatsangehörigkeiten, n (%) Deutsch Nicht deutsch	702 (84,9%) 125 (15,1%)	509 (85,1%) 36 (14,9%)	193 (84,3%) 89 (15,7%)	0,76[2]	
Qm der Wohnung; MW (SD)	69,3 (21,5)	66,6 (21,1)	70,4 (21,6)	0,02[1]	
Qm pro Kopf, MW (SD)	26,6 (10,1)	28,9 (18,8)	39,6 (18,2)	0,03[1]	
Religionszugehörigkeit, n (%) k. A. keine Religion evangelisch katholisch muslimisch andere	34 (4,1%) 325 (39,3%) 247 (29,9%) 108 (13,1%) 71 (8,6%) 42 (5,1%)	8 (3,5%) 80 (34,9%) 62 (27,1%) 46 (20,1%) 19 (8,3%) 14 (6,1%)	26 (4,3%) 245 (41,0%) 185 (30,9%) 62 (10,4%) 52 (8,7%) 28 (4,7%)	< 0,01[2]	

[1] Mann–Whitney–U–Test
[2] Chi–Quadrat–Test

Tabelle 14 stellt die Unterschiede der Religionszugehörigkeit zwischen der Gruppen PCRS und PORS dar. Alle anderen Gruppenvergleiche zur Religionszugehörigkeit waren nicht signifikant.

Tabelle 13: Unterschiede der Religionszugehörigkeit der Gruppen mit und ohne chronische Rückenschmerzen (*Gesamtstichprobe*)

Parameter	Gesamt N=827	Mit chronischen Rückenschmerzen (PCRS) N=229	Ohne chronische Rückenschmerzen (PORS) N=598	p–Wert	Odds –Ratio
Religionszugehörigkeit, n (%)					1,12 (1,05 - 1,2)
katholisch	108 (13,1%)	46 (20,1%)	62 (10,4%)	< 0,01[1]	
Referenz*	719 (86,9%)	183 (79,9%)	536 (89,6%)		

* Referenzgruppe = alle anderen Antwortmöglichkeiten zur Religionszugehörigkeit (s. Tabelle 13)
[1] Chi–Quadrat–Test

Tabelle 15 stellt die Geschlechts- und Altersverteilung in der Gruppe von Probanden mit katholischem Glauben im Vergleich mit der Gruppe aller anderen Religionszugehörigkeiten dar (inklusive der Probanden, die keine Angabe machten).

Tabelle 14: Alters- und Geschlechtsverteilung in der Gruppe katholischen Glaubens im Vergleich zu allen anderen Religionszugehörigkeiten* (*Gesamtstichprobe*)

Parameter	Gesamt N=827	„katholisch" N=108	Referenz* N =719	p–Wert	Odds –Ratio
Alter, MW (SD)	38,7 (14,3)	42,5 (14,2)	38,1 (14,2)	< 0,01[1]	
Weiblich, n (%)	436 (52,7%)	64 (59,3%)	372 (51,7%)	< 0,01[2]	1,21 (1,06 – 1,38)

* Referenzgruppe = alle anderen Antwortmöglichkeiten zur Religionszugehörigkeit (s. Tabelle 13)
[1] Mann–Whitney–U–Test
[2] Chi–Quadrat–Test

3.2.5 Psychosoziale Parameter

Die Gruppen unterschieden sich hinsichtlich der Wichtigkeit einer Religion, der derzeitigen Stimmung und des subjektiv eingeschätzten Gesundheitszustandes. Für Studienteilnehmer mit chronischen Rückenschmerzen war eine Religion wichtiger als für die Studienteilnehmer ohne chronische Rückenschmerzen; sie gaben eine schlechtere Stimmungslage an und schätzten ihren Gesundheitszustand schlechter ein.

Tabelle 15: Psychosoziale Parameter gemäß NMR der Gruppen mit und ohne chronische Rückenschmerzen (*Gesamtstichprobe*)

Parameter	Gesamt N=827			Mit chronischen Rückenschmerzen (PCRS) N=229			Ohne chronische Rückenschmerzen (PORS) N=598			p–Wert
	MW	SD	95% KI	MW	SD	95% KI	MW	SD	95% KI	
Belastung im Haushalt	44,1	28,6	42,1 – 46,1	44,3	28,4	40,5 – 48,1	44,0	28,7	41,7 – 46,3	0,86[2]
Zufriedenheit mit Wohnsituation	66,1	29,3	64,1 – 68,1	67,1	27,6	63,5 – 70,7	65,7	30,0	63,3 – 68,1	0,82[2]
Wichtigkeit einer Religion	39,4	37,5	36,8 – 41,94	46,6	37,9	41,6 – 51,5	36,6	36,9	33,7 – 39,5	< 0,01[2]
Wichtigkeit einer Kirche	24,1	34,3	21,7 – 26,4	27,4	35,3	22,8 – 32,0	22,8	33,8	20,1 – 25,5	0,06[2]
Stimmung	61,8	38,8	59,1 – 64,5	56,3	27,9	52,6 – 60,0	63,9	42,0	60,4 – 67,3	0,01[2]
Soziale Kontakte	75,3	47,1	72,0 – 78,5	77,9	29,5	67,5 – 88,3	74,3	25,2	72,2 – 76,4	0,66[1]
Gesundheitszustand	70,5	22,3	68,9 – 72,0	61,2	23,4	58,1 – 64,3	74,0	20,8	72,3 – 75,7	< 0,01[2]

*NMR = Numeric Rating Scale (0 bis 100), (0 = „gering" bzw. „schlecht", 100 = „hoch" bzw. „sehr gut")
[1] t–Test
[2] Mann–Whitney–U–Test

3.2.6 Spezifische Belastungen im Alltag und am Arbeitsplatz

Studienteilnehmer mit chronischen Rückenschmerzen gaben häufiger an, durch Feuchtigkeit in der Wohnung belastet zu sein. Ebenso wurde von der oben genannten Gruppe häufiger die Enge der Wohnung als Belastung angegeben. Die Ergebnisse sind in Tabelle 17 wiedergegeben.

Tabelle 16: Subjektive Belastungen in der häuslichen Umgebung der Gruppen mit und ohne chronische Rückenschmerzen (*Gesamtstichprobe*)

Variable	Gesamt N=827		Mit chronischen Rückenschmerzen (PCRS) N=229		Ohne chronische Rückenschmerzen (PORS) N=598		p – Wert	Odds–Ratio
	N	%	N	%	N	%		
Lärm i. Wohnung/Haus	292	35,3%	75	32,8%	217	36,3%	0,34[2]	
Dunkelheit i. Wohnung/Haus	213	25,8%	60	26,2%	153	25,6%	0,86[2]	
Feuchtigkeit i. Wohnung/Haus	54	6,6%	33	14,4%	21	3,5%	< 0,01[2]	4,07 (2,41 – 6,88)
Kälte i. Wohnung/Haus	37	4,5%	11	4,8%	26	4,3%	0,77[2]	
Wärme i. Wohnung/Haus	8	1,0%	2	0,9%	6	1,0%	1[1]	
Enge i. Wohnung/Haus	64	7,7%	29	12,7%	35	5,9%	< 0,01[2]	2,17 (1,36 – 3,47)

[1] Fisher's Exact Test
[2] Chi–Quadrat–Test

3.3 Subgruppenanalyse nach Erwerbstätigkeit

3.3.1 *Sozio-demographische Faktoren*

590 Studienteilnehmer waren erwerbstätig, 237 waren nicht erwerbstätig. Zunächst wurden die Subgruppen *"Erwerbstätige"* und *"Nicht-Erwerbstätige"* anhand sozio-demographischer Parameter verglichen. Als erwerbstätig galten Probanden, die entweder Arbeiter oder Angestellter oder selbstständig waren oder sich in Ausbildung befanden, nicht erwerbstätig waren Probanden, die Erwerbslosigkeit, Hausfrau/mann oder eine Berentung angegeben hatten. Als nächster Schritt wurden in der Gruppe *"Erwerbstätige"* sozio-demographische Parameter auf Ungleichverteilung in den Gruppen PCRS und PORS untersucht. Danach wurde die gleiche Analyse auf Ebene der Gruppe *"Nicht-Erwerbstätige"* durchgeführt. Folgend wurde für ungleichverteilte Parameter eine Subgruppenanalyse der Gruppe *"Nicht-Erwerbstätige"* unter und über 65 Jahren durchgeführt. Eine Subgruppenanalyse der Gruppe *"Erwerbstätige"* unter und über 65 Jahren wurde nicht vorgenommen, da nur ein erwerbstätiger Proband über 65 Jahre alt war.

Tabelle 17: Vergleiche der Subgruppen *Erwerbstätige* und *Nicht-Erwerbstätige* anhand soziodemographischer Faktoren

Parameter	Gesamt N =827	Erwerbstätige N =590	Nicht-Erwerbstätige N=237	p –Wert	Odds –Ratio
Alter, MW (SD)	38,7 (14,3)	34,5 (9,5)	49,1 (18,2)	< 0,001[1]	
Weiblich, n (%)	436 (52,7%)	287 (48,6%)	149 (62,9%)	< 0,001[2]	0,77 (0,68 – 0,88)
Schulabschluss, n (%) keiner Hauptschule Mittlere Reife Abitur Fachhochschule	35 (4,2%) 292 (35,3%) 234 (28,3%) 234 (28,3%) 32 (3,9%)	15 (2,5%) 170 (28,8%) 183 (31,0%) 197 (33,4%) 24 (4,1%)	20 (8,4% 122 (51,5%) 51 (21,5%) 37 (15,6%) 8 (3,4%)	< 0,001[2]	
Verheiratet/ fester Partner, n (%)	599 (72,4%)	431 (73,1%)	168 (70,9%)	0,45[2]	
Kinder, n (%)	425 (51,4%)	261 (44,2%)	164 (69,2%)	< 0,001[2]	0,65 (0,57 – 0,73)
Staatsangehörigkeiten, n (%) Deutsch Nicht deutsch	702 (84,9%) 125 (15,1%)	509 (86,3%)	193 (81,4%)	0,079[2]	
Qm der Wohnung; MW (SD)	69,3 (21,5)	69,3 (22,4)	69,5 (19,2)	0,755[1]	
Qm pro Kopf, MW (SD)	26,6 (10,1)	26,6 (10,4)	26,5 (9,4)	0,736[1]	
Religionszugehörigkeit, n (%) k. A. keine Religion evangelisch katholisch muslimisch andere	34 (4,1%) 325 (39,3%) 247 (29,9%) 108 (13,1%) 71 (8,6%) 42 (5,1%)	30 (5,1%) 246 (41,7%) 160 (27,1%) 80 (13,6%) 44 (7,5%) 30 (5,1%)	1(1,7%) 79 (33,3%) 87 (36,7%) 28 (11,8%) 27 (11,4%) 12 (5,1%)	0,006[2]	

[1] Mann–Whitney–U–Test
[2] Chi–Quadrat–Test

Tabelle 18: Sozio-demographische Parameter der Gruppen mit und ohne chronische Rückenschmerzen (*Erwerbstätige*)

Parameter	Gesamt N=590	Mit chronischen Rückenschmerzen (PCRS) N =155	Ohne chronische Rückenschmerzen (PORS) N =435	p –Wert	Odds –Ratio (95% KI)
Alter, MW (SD)	34,5 (9,5)	35,8 (10,8)	34,0 (9,0)	0,63[1]	
Weiblich, n (%)	287 (48,6%)	87 (56,1%)	200 (46,0%)	0,03[3]	1,22 (1,03 – 1,45)
Berufstätigkeit, n (%)				0,49[3]	
Berufsausbildung	82 (13,9%)	19 (12,3%)	63 (14,5%)		
Berufstätig	508 (86,1%)	136 (87,7%)	372 (85,5%)		
Schulabschluss, n (%)				0,54[3]	
keiner	15 (2,5%)	7 (4,5%)	8 (1,8%)		
Hauptschule	170 (28,9%)	50 (32,3%)	120 (27,6%)		
Mittlere Reife	183 (31,1%)	44 (28,4%)	139 (32,0%)		
Abitur	197 (33,4%)	48 (31,0%)	149 (34,3%)		
Fachhochschule	24 (4,1%)	6 (3,9%)	18 (4,1%)		
Verheiratet/ fester Partner, n (%)	431 (74,7%)	112 (74,7%)	319 (74,7%)	0,99[3]	
Kinder, n (%	261 (45,4%)	74 (49,7%)	187 (43,9%)	0,22[3]	
Staatsangehörigkeiten, n (%)				0,89[3]	
Deutsch	509 (87,2%)	132 (86,8%)	377 (87,3%)		
Nicht deutsch	75 (12,8%)	20 (13,2%)	55 (12,7%)		
Qm der Wohnung; MW (SD)	69,2 (22,4)	66,0 (22,5)	70,4 (22,3)	0,04[2]	
Qm pro Kopf, MW (SD)	26,6 (10,4)	26,1 (10,8)	26,9 (10,2)	0,49[2]	
Religionszugehörigkeit, n (%)				0,04[3]	
k. A.	30 (5,1%)	7 (4,5%)	23 (5,3%)		
keine Religion	246 (41,7%)	60 (38,7%)	186 (42,8%)		
evangelisch	160 (27,1%)	38 (24,5%)	122 (28,0%)		
katholisch	80 (13,6%)	32 (20,6%)	48 (11,0%)		
muslimisch	44 (7,5%)	8 (5,2%)	36 (8,3%)		
andere	30 (5,1%)	10 (6,5%)	20 (4,6%)		

[1] t–Test
[2] Mann–Whitney–U–Test
[3] Chi–Quadrat–Test

Tabelle 19: Unterschiede der Religionszugehörigkeit (*Erwerbstätige*)

Parameter	Gesamt N=590	Mit chronischen Rückenschmerzen (PCRS) N=155	Ohne chronische Rückenschmerzen (PORS) N=435	p –Wert	Odds –Ratio
Religionszugehörigkeit, n (%)					
katholisch	80 (13,6%)	32 (20,6%)	48 (11,0%)	< 0,03[1]	1,12 (1,03–1,22)
Referenz*	510 (86,4%)	123 (79,4%)	387 (89,0%)		

* Referenzgruppe = alle anderen Antwortmöglichkeiten zur Religionszugehörigkeit (s. Tabelle 18)
[1] Chi–Quadrat–Test

Alle anderen Gruppenvergleiche zur Religionszugehörigkeit waren nicht signifikant. Tabelle 21 stellt die Geschlechts- und Altersverteilung in der Gruppe Probanden mit katholischem Glauben im Vergleich mit der Gruppe aller anderen Religionszugehörigkeiten dar (inklusive der Probanden, die keine Angabe machten).

Tabelle 20: Alters- und Geschlechtsverteilung in der Gruppe *katholischen Glaubens* im Vergleich zu allen anderen Religionszugehörigkeiten* (*Erwerbstätige*)

Parameter	Gesamt N=590	„katholisch" N=80	Referenz N=510	p –Wert	Odds –Ratio
Alter, MW (SD)	34,5 (9,5)	38,1 (10,5)	33,9 (9,3)	0,01[1]	
Weiblich, n (%)	287 (48,6%)	40 (50,0%)	263 (51,5%)	0,8[2]	

* Referenzgruppe = alle anderen Antwortmöglichkeiten zur Religionszugehörigkeit (s. Tabelle 18)
[1] Mann–Whitney–U–Test
[2] Chi–Quadrat–Test

Tabelle 21: Sozio-demographische Parameter der Gruppen mit und ohne chronische Rückenschmerzen (*Nicht-Erwerbstätige*)

Parameter	Gesamt N=237	Mit chronischen Rückenschmerzen (PCRS) N=74	Ohne chronische Rückenschmerzen (PORS) N=163	p–Wert	Odds –Ratio
Alter, MW (SD)	49,1 (18,2)	47,4 (17,2)	49,8 (18,7)	0,32[1]	
Weiblich, n (%)	149 (62,9%)	51 (68,9%)	98 (60,1%)	0,19[3]	
Berufstätigkeit, n (%)					
nicht berufstätig	140 (59,1%)	45 (60,8%)	95 (58,3%)	0,71[3]	
berentet	97 (40,9%)	29 (39,2%)	68 (41,7%)		
Schulabschluss, n (%)					
keiner	20 (8,4%)	5 (6,8%)	15 (9,1%)		
Hauptschule	122 (51,3%)	39 (52,7%)	83 (50,6%)	0,72[3]	
Mittlere Reife	51 (21,4%)	16 (21,6%)	35 (21,3%)		
Abitur	37 (15,5%)	10 (13,5%)	27 (16,5%)		
Fachhochschule	8 (3,4%)	4 (5,4%)	4 (2,4%)		
Verheiratet/ fester Partner, n (%)	168 (72,1%)	52 (71,2%)	116 (72,5%)	0,84[3]	
Kinder, n (%)	163 (70,0%)	48 (65,8%)	115 (71,9%)	0,47[3]	
Staatsangehörigkeiten, n (%)					
Deutsch	193 (81,8%)	61 (82,4%)	132 (81,5%)	0,86[3]	
Nicht deutsch	43 (18,2%)	13 (17,6%)	30 (18,5%)		
Qm der Wohnung; MW (SD)	69,5 (19,2)	67,6 (17,8)	70,3 (19,9)	0,29[2]	
Qm pro Kopf, MW (SD)	26,5 (9,4)	25,9 (8,9)	26,7 (9,6)	0,59[2]	
Religionszugehörigkeit, n (%)					
k. A.	4 (1,7%)	1 (1,3%)	3 (1,8%)		
keine Religion	79 (33,3%)	20 (27,0%)	59 (36,1%)		
evangelisch	87 (36,7%)	24 (32,4%)	63 (38,6%)	0,18[3]	
katholisch	28 (11,8%)	14 (18,9%)	14 (8,5%)		
muslimisch	27 (11,4%)	11 (14,8%)	16 (9,8%)		
andere	12 (5,1%)	4 (5,4%)	8 (4,9%)		

[1] t–Test
[2] Mann–Whitney–U–Test
[3] Chi–Quadrat–Test

Tabelle 22: Geschlecht und Religionszugehörigkeit in den Gruppen mit und ohne chronische Rückenschmerzen (*Nicht–Erwerbstätige unter 65 Jahren*)

Parameter	Gesamt N =174	Mit chronischen Rückenschmerzen (PCRS) N =57	Ohne chronische Rückenschmerzen (PORS) N=117	p –Wert	Odds –Ratio
Weiblich, n (%)	109 (62,6%)	39 (68,4%)	70 (59,8%)	0,27	
Religionszugehörigkeit, n (%)					
k. A.	4 (2,3%)	1 (1,8%)	3 (2,6%)		
keine Religion	63 (36,2%)	16 (28,1%)	47 (40,2%)		
evangelisch	54 (31,0%)	20 (35,1%)	34 (29,1%)	0,68	
katholisch	16 (9,2%)	6 (10,5%)	10 (8,5%)		
muslimisch	27 (15,5%)	11 (19,2%)	16 (13,7%)		
andere	10 (5,7%)	3 (5,3%)	7 (6,0%)		

Tabelle 23: Geschlecht und Religionszugehörigkeit in den Gruppen mit und ohne chronische Rückenschmerzen (*Nicht–Erwerbstätige über 65 Jahren*)

Parameter	Gesamt N =63	Mit chronischen Rückenschmerzen (PCRS) N =17	Ohne chronische Rückenschmerzen (PORS) N=46	p –Wert	Odds –Ratio
Weiblich, n (%)	40 (63,5%)	12 (70,6%)	28 (60,9%)	0,47	
Religionszugehörigkeit, n (%)					
k. A.	0	0	0		
keine Religion	16 (25,4%)	4 (23,5%)	12 (26,1%)		
evangelisch	33 (52,4%)	4 (23,5%)	29 (63,0%)	0,003	
katholisch	12 (19,1%)	8 (47,1%)	4 (8,7%)		
muslimisch	0	0	0		
andere	2 (3,2%)	1 (5,9%)	1 (2,2%)		

Tabelle 24: Unterschiede der Religionszugehörigkeit in den Gruppen mit und ohne chronische Rückenschmerzen (*Nicht-Erwerbstätige über 65 Jahren*)

Parameter	Gesamt N=63	Mit chronischen Rückenschmerzen (PCRS) N =17	Ohne chronische Rückenschmerzen (PORS) N =46	p –Wert	Odds –Ratio
Religionszugehörigkeit, n (%)				< 0,001[1]	3,78 (1,85–7,72)
katholisch	12 (19,0%)	8 (47,1%)	4 (8,7%)		
Referenz*	51 (81,0%)	9 (52,9%)	42 (91,3%)		
Religionszugehörigkeit, n (%)				0,005	0,28 (0,1 – 0,77)
evangelisch	33 (52,4%)	4 (23,5%)	29 (63,0%)		
Referenz*	30 (47,6%)	13 (76,5%)	17 (37,0%)		

* Referenzgruppe = alle anderen Antwortmöglichkeiten zur Religionszugehörigkeit (s. Tabelle 24)
[1] Chi–Quadrat–Test

Alle anderen Gruppenvergleiche zur Religionszugehörigkeit waren nicht signifikant.

3.3.2 Psychosoziale Parameter

Als erster Schritt wurden in der Gruppe *„Erwerbstätige"* psychosoziale Parameter auf Ungleichverteilung in den Gruppen PCRS und PORS untersucht. Danach wurde die gleiche Analyse auf Ebene der Gruppe *„Nicht-Erwerbstätige"* durchgeführt. Folgend wurde für ungleichverteilte Paramater bezüglich der Religionszugehörigkeit eine Subgruppenanalyse der Gruppe *„Nicht-Erwerbstätige"* über 65 Jahren durchgeführt. Eine Analyse der Gruppe „Nicht-Erwerbstätige" unter 65 wurde nicht vorgenommen, da die Analyse der Religionszugehörigkeit in dieser Gruppe keine Ungleichverteilung ergeben hatte (siehe Tabelle 23, Seite 43). Eine Subgruppenanalyse der Gruppe *„Erwerbstätige"* unter oder über 65 Jahren wurde nicht durchgeführt, da nur ein erwerbstätiger Proband über 65 Jahre alt war.

Tabelle 25: Psychosoziale Parameter gemäß NMR* der Gruppen mit und ohne chronische Rückenschmerzen (*Erwerbstätige*)

Parameter*	Gesamt N =590			Mit chronischen Rückenschmerzen (PCRS) N=155			Ohne chronische Rückenschmerzen (PORS) N =435			P – Wert
	MW	SD	95% KI	MW	SD	95% KI	MW	SD	95% KI	
Zufriedenheit mit der Arbeit	69,4	23,5	67,5 – 71,4	70,1	22,6	68– 72,3	67,6	26,0	63,3– 71,8	0,73[1]
Arbeitsbelastung	69,6	46,6	65,7 – 73,4	70,8	51,8	65,8– 75,9	66,1	27,2	61,7– 70,6	0,71[2]
Belastung im Haushalt	43,4	28,0	41,0 – 45,7	43,4	22,6	40,7– 46,2	43,4	28,0	38,9– 48,0	0,91[2]
Zufriedenheit mit Wohnsituation	64,8	28,5	62,4 – 67,2	64	29	61,1– 66,8	67,3	27,3	62,9– 71,8	0,33[1]
Wichtigkeit einer Religion	35	35,4	32,0 – 37,9	41,4	36,1	35,5– 47,3	32,7	34,9	29,3– 36,1	<0,001[2]
Wichtigkeit einer Kirche	18,8	29,7	16,3 – 21,3	18	29,7	15,1– 20,9	21,1	29,7	16,2– 26,0	0,11[2]
Stimmung	64,0	42,3	60,4 – 67,5	65,8	29,7	61,3– 70,3	59	26,9	54,5– 63,4	0,14[2]
Soziale Kontakte	80,2	52,1	75,9 – 84,6	78,7	21,3	76,7– 80,8	77,0	21,2	73,5– 80,5	0,42[2]
Gesundheitszustand	73,6	20,0	72 – 75,3	76,4	19	74,6– 78,2	66,0	21,2	62,5– 69,5	<0,001[2]

*NMR = Numeric Rating Scale (0 bis 100), (0 = „gering" bzw. „schlecht", 100 = „hoch" bzw. „sehr gut")
[1] t–Test
[2] Mann–Whitney–U–Test

Tabelle 26: Psychosoziale Parameter gemäß NMR* der Gruppen mit und ohne chronische Rückenschmerzen (*Nicht–Erwerbstätige*)

Parameter*	Gesamt N =237			Mit chronischen Rückenschmerzen (PCRS) N=74			Ohne chronische Rückenschmerzen (PORS) n=163			P – Wert
	MW	SD	*95% KI*	MW	SD	*95% KI*	MW	SD	*95% KI*	
Belastung im Haushalt	46,4	30,1	42,4 – 50,4	46,9	29,3	39,9 – 54	43,8	28,5	41,8 – 45,9	0,75[1]
Zufriedenheit mit Wohnsituation	70,4	30,1	66,5 – 74,2	68,6	26,9	62,4 – 74,9	65,9	29,6	63,7 – 68	0,14[2]
Wichtigkeit einer Religion	49,4	39,5	44,3 – 54,5	55,9	38,4	47 – 64,8	37,8	37,0	35,1 – 40,4	0,07[2]
Wichtigkeit einer Kirche	35,5	40,0	30,4 – 40,6	39,0	41,0	29,4 – 48,5	22,6	33,3	20,2 – 25	0,42[2]
Stimmung	56,9	28,6	53,1 – 60,6	50,1	28,9	43,1 – 57	62,9	39,4	60 – 65,7	0,03[2]
Soziale Kontakte	62,4	30,7	58,4 – 66,4	63,5	32,4	55,9 – 71,2	76,4	48,1	72,9 – 79,9	0,53[2]
Gesundheitszustand	62,7	25,5	59,4 – 66	52,2	25,2	46,3 – 58	72,3	21,2	70,8 – 73,8	<0,01[2]

*NMR = Numeric Rating Scale (0 bis 100), (0 = „*gering*" bzw. „*schlecht*", 100 = „*hoch*" bzw. „*sehr gut*")
[1] t–Test
[2] Mann–Whitney–U–Test

Tabelle 27: Wichtigkeit einer Kirche und der Religion unter Probanden katholischen Glaubens (*Gesamtstichprobe*)

Parameter*	Gesamt N=827			„katholisch" N=108			Referenz N=719			P – Wert
	MW	SD	95% KI	MW	SD	95% KI	MW	SD	95% KI	
Wichtigkeit einer Religion	39,4	37,5	36,8 – 41,9	65,1	30,1	59,3 – 70,9	35,4	37,0	32,7 – 38,2	< 0,001[1]
Wichtigkeit einer Kirche	24,1	34,3	21,7 – 26,4	50,4	35,8	43,5 – 57,3	20,2	32,2	17,8 – 22,5	< 0,001[1]

*NMR = Numeric Rating Scale (0 bis 100), (0 = „gering" bzw. „schlecht", 100 = „hoch" bzw. „sehr gut")
[1] Mann–Whitney–U–Test

Tabelle 28: Wichtigkeit einer Kirche und der Religion unter Probanden katholischen Glaubens (*Erwerbstätige*)

Parameter*	Gesamt N=590			„katholisch" N=80			Referenz N=510			P – Wert
	MW	SD	95% KI	MW	SD	95% KI	MW	SD	95% KI	
Wichtigkeit einer Religion	35,2	35,9	32,3 – 38,1	61,6	30,0	54,9 – 68,3	31,1	34,9	28,1 – 34,2	< 0,001[1]
Wichtigkeit einer Kirche	19,5	30,6	17,0 - 21,0	44,2	33,6	36,7 – 51,7	15,6	28,3	13,2 – 18,1	< 0,001[1]

*NMR = Numeric Rating Scale (0 bis 100), (0 = „gering" bzw. „schlecht", 100 = „hoch" bzw. „sehr gut")
[1] Mann–Whitney–U–Test

Tabelle 29: Wichtigkeit einer Kirche und der Religion unter Probanden katholischen Glaubens (*Nicht-Erwerbstätige*)

Parameter*	Gesamt N=237			„katholisch" N=28			Referenz N=209			P – Wert
	MW	SD	95% KI	MW	SD	95% KI	MW	SD	95% KI	
Wichtigkeit einer Religion	49,4	39,7	44,3 – 54,5	75,4	28,8	63,9 – 86,7	46,0	39,7	40,6 – 51,4	< 0,001[1]
Wichtigkeit einer Kirche	35,5	39,9	30,4 – 40,7	68,5	36,3	54,2 – 82,9	31,2	38,5	25,9 – 36,5	< 0,001[1]

*NMR = Numeric Rating Scale (0 bis 100), (0 = „gering" bzw. „schlecht", 100 = „hoch" bzw. „sehr gut")
[1] Mann–Whitney–U–Test

Tabelle 30: Wichtigkeit einer Kirche und der Religion unter Probanden katholischen Glaubens (*Nicht-Erwerbstätige über 65 Jahre*)

Parameter*	Gesamt N=63			„katholisch" N=17			Referenz N=46			P – Wert
	MW	SD	95% KI	MW	SD	95% KI	MW	SD	95% KI	
Wichtigkeit einer Religion	51,4	38,4	41,8 – 61,1	81,3	21,8	67,4 – 95,1	44,4	38,2	33,7 – 55,2	< 0,001[1]
Wichtigkeit einer Kirche	37,5	39,1	27,6 – 47,3	69,6	35,6	47,0 – 92,2	29,9	36,3	19,7 – 40,1	< 0,001[1]

*NMR = Numeric Rating Scale (0 bis 100), (0 = *„gering"* bzw. *„schlecht"*, 100 = *„hoch"* bzw. *„sehr gut"*)
[1] Mann–Whitney–U–Test

3.3.3 Spezifische Belastungen im Alltag und am Arbeitsplatz

Als erster Schritt wurden in der Gruppe „*Erwerbstätige*" subjektive Belastungen am Arbeitsplatz auf Ungleichverteilung in den Gruppen PCRS und PORS untersucht. Danach wurde die gleiche Analyse auf Ebene der Gruppe „*Nicht-Erwerbstätige*" durchgeführt.

Tabelle 31: Subjektive Belastungen am Arbeitsplatz und in der häuslichen Umgebung (*Erwerbstätige*)

Variable	Gesamt N=590		Mit chronischen Rückenschmerzen (PCRS) N=155		Ohne chronische Rückenschmerzen (PORS) N=435		p – Wert	Odds– Ratio (95% KI)
	N	%	N	%	N	%		
Lärm bei der Arbeit	310	51,8%	111	71,6%	197	45,3%	< 0,01[2]	1,58 (1,37 – 1,82)
Licht/störende Beleuchtung bei der Arbeit	198	33,1%	92	59,4%	103	23,7%	< 0,01[2]	2,50 (2,02 – 3,10)
Luft/Gase bei der Arbeit	250	41,8%	103	66,5%	239	55,1%	0,01[2]	1,21 (1,05 – 1,39)
Schicht/ unregelmäßige Arbeitszeit	204	34,3%	60	40,0%	142	32,6%	0,14[2]	
Lärm i. Wohnung/Haus	213	36,1%	45	29,0%	168	38,6%	0,03[2]	0,75 (0,57 – 0,99)
Dunkelheit i. Wohnung/Haus	137	23,2%	47	30,3%	90	20,7%	0,02[2]	1,47 (1,08 – 1,98)
Feuchtigkeit i. Wohnung/Haus	36	6,2%	31	20,0%	5	1,2%	< 0,01[2]	17,20 (6,81 – 43,44)
Kälte i. Wohnung/Haus	24	4,1%	8	5,2%	16	3,7%	0,41[2]	
Wärme i. Wohnung/Haus	6	1,0%	2	1,3%	4	0,9%	0,69[1]	
Enge i. Wohnung/Haus	41	6,9%	13	8,4%	23	6,4%	0,42[2]	

[1] Fisher's Exact–Test
[2] Chi–Quadrat–Test

Tabelle 32: Subjektive Belastungen in der häuslichen Umgebung (*Nicht–Erwerbstätige*)

Variable	Gesamt N =237		Mit chronischen Rückenschmerzen (PCRS) N =74		Ohne chronische Rückenschmerzen (PORS) N =163		p – Wert	Odds–ratio (*95% KI*)
	N	%	N	%	N	%		
Lärm i. Wohnung/Haus	79	33,3%	30	40,5%	49	30,1%	0,11[2]	
Dunkelheit i. Wohnung/Haus	76	32,1%	13	17,6%	63	38,7%	0,07[2]	
Feuchtigkeit i. Wohnung/Haus	18	7,6%	2	2,7%	16	9,8%	0,55[1]	
Kälte i. Wohnung/Haus	13	5,5%	3	4,1%	10	6,1%	0,15[1]	
Wärme i. Wohnung/Haus	2	0,8%	0	0	2	1,2%	0,33[1]	
Enge i. Wohnung/Haus	23	9,7%	16	21,9%	7	4,3%	< 0,01[2]	5,10 (2,19 – 11,87)

[1] Fisher's Exact–Test
[2] Chi–Quadrat–Test

3.4 Zusammenfassung

Orientiert an den Fragestellungen der Arbeit und den daraus abgeleiteten Hypothesen wird die Hypothese 1 nicht verworfen. Das Risiko, an chronischen Rückenschmerzen zu leiden, war für Frauen höher als für Männer. Die Odds Ratio für Frauen war in der Gesamtstichprobe 1,21 (95%KI: 1,06–1,38) (siehe Tabelle 13, Seite 35) und in der Erwerbstätigen–Stichprobe 1,22 (95%KI: 1,03–1,45) (siehe Tabelle 18:, Seite 41). In der Stichprobe „Nicht-Erwerbstätige" waren chronische Rückenschmerzen nicht abhängig vom Geschlecht, das Ergebnis war konsistent in den Subgruppen der unter oder über 65-Jährigen (siehe Tabelle 21:, Seite 43 und Tabelle 22:, Seite 44).

Hypothese 2, wonach ein niedriger sozio-ökonomischer Status mit chronischen Rückenschmerzen assoziiert ist, wird verworfen. Als einzige Parameter waren die Quadratmeteranzahl der Wohnung und pro Kopf bei Studienteilnehmern mit chronischen Rückenschmerzen in der Gesamtstichprobe (siehe Tabelle 13, Seite 35) und in der Stichprobe der Erwerbstätigen (hier nur die Quadratmeteranzahl der Wohnung) (siehe Tabelle 18:, Seite 41) niedriger. In der Stichprobe der nicht erwerbstätigen Studienteilnehmer war kein sozio-demographischer Parameter ungleich verteilt (siehe Tabelle 21:, Seite 43).

Die Hypothese 3 wird nicht verworfen. Die Studienteilnehmer mit chronischen Rückenschmerzen gaben in der Gesamtstichprobe (siehe Tabelle 15:, Seite 37) im Mittel einen signifikant höheren Wert für die „Wichtigkeit einer Religion" und für die „Wichtigkeit einer Kirche" an. In der Stichprobe der Erwerbstätigen nannten diese Probanden einen höheren Wert für die „Wichtigkeit einer Religion" (siehe Tabelle 25:, Seite 47). In der Stichprobe der nicht erwerbstätigen Studienteilnehmer waren die Werte nicht unterschiedlich (siehe Tabelle 26:, Seite 48), während in der Stichprobe der nicht erwerbstätigen Probanden über 65 Jahre chronische Rückenschmerzen mit höheren Werten assoziiert waren (siehe Tabelle 30:, Seite 50).

Die Hypothese 4 wird nicht verworfen. Unabhängig von der Erwerbstätigkeit schätzten Probanden mit chronischen Rückenschmerzen ihre Stimmung schlechter ein (siehe Tabelle 15:, Seite 37 und Tabelle 26:, Seite 48). In der Gesamtstichprobe und in der Stichprobe der Nicht-Erwerbstätigen gaben Probanden mit chronischen Rückenschmerzen das Gefühl an, in einer engen Wohnung zu leben (siehe Tabelle 16:, Seite 38 und Tabelle 32:, Seite 52). Feuchtigkeit in der Wohnung wurde sowohl in der Gesamtstichprobe als auch unter den Erwerbstätigen signifikant häufiger von Probanden mit chronischen Rückenschmerzen geäußert (siehe Tabelle 16:, Seite 38 und Tabelle 31:, Seite 51). Erwerbstätige berichteten signifikant häufiger über Dunkelheit in der Wohnung, Lärm-, Licht- und schlechte Luftverhältnisse oder Gase bei der Arbeit, wenn sie von chronischen Rückenschmerzen betroffen waren, während Lärm im Haus oder der Wohnung in der Erwerbstätigenstichprobe seltener von Probanden mit chronischen Rückenschmerzen angegeben wurde (siehe Tabelle 31:, Seite 51).

4 DISKUSSION

4.1 METHODIK

4.1.1 Die Studienpopulation

Während Primärprävention zur Verhinderung von Krankheiten führen soll, durch Beseitigung von beispielsweise gesundheitsschädigendem Verhalten, stellt die Sekundärprävention die Früherkennung von Krankheiten in der präklinischen Phase in den Fokus [87]. Sowohl für die Primär- als auch die Sekundärprävention sind Daten zu Risikofaktoren und möglichen Risikogruppen bezogen auf eine Erkrankung notwendig. Prävention wird sinnvoll, wenn sie in einem überschaubaren und evaluierbaren Rahmen erfolgt. Aus diesem Grund wurde die Bevölkerung von Wedding als Studienobjekt gewählt. Die Lage des Campus Virchow-Klinikum war hier von entscheidender Bedeutung. Die Arbeit mit Menschen aus Wedding sollte dazu beitragen, das Klinikum stärker in *"seinen"* Stadtteil zu integrieren. Die Befragung konnte darüber hinaus vom Campus Virchow-Klinikum gut koordiniert werden, was bei einer Gesamtberliner Erhebung, beispielsweise, aus logistischen Gründen an Grenzen gestoßen wäre.

Ziel dieser Arbeit war es, aus den Daten der telefonischen Interviews mit Rückenschmerzen assoziierte Faktoren in einem deutschen Ballungsgebiet zu eruieren. Diese Daten sollten dann durch die Ergebnisse der persönlichen Interviews überprüft werden, um Grundlagen für präventive Maßnahmen gegen die Chronifizierung von Rückenschmerzen zu schaffen. Die hohe Prävalenz von Rückenschmerzen in Deutschland und der hohe Grad an chronifizierten Verläufen [1] sowie die hohen volkswirtschaftlichen Kosten (Tabelle 1, Seite 6) legen nahe, dass Rückenschmerzen ein alle Bevölkerungsgruppen betreffendes Phänomen sind.

Die Daten dieser Untersuchung sollten nach Möglichkeit alle Bevölkerungsgruppen einschließen, unabhängig vom Erwerbsstatus oder der Staatsangehörigkeit.

Durch die Industrialisierung wurden insbesondere die im Norden liegenden Stadtbezirke zu Wohnorten der Arbeiter, die teilweise unter heute unvorstellbaren Bedingungen lebten. Berlins Norden wurde zur "Mietskaserne Deutschlands" [88]. "[...] dem Bezirk haftet etwas Lautes an. Der Wedding schien ein Ort zu sein, wo in Wort und Tat gelegentlich kräftig zugelangt wird." [89]. Bis heute können Entsprechungen dieses lauten historischen Weddings gefunden werden.

1993 lag die durchschnittliche Einwohnerzahl je Quadratkilometer im Wedding bei 108,9, in Gesamtberlin bei 38,9. Der Migrantenanteil war mit 26% ebenfalls sehr hoch, das Durchschnittseinkommen lag im Wedding unter dem Berliner Durchschnitt [90]. Diese Zahlen verdeutlichen den Wedding als sozialen Brennpunkt damals wie heute.

Wie oben dargestellt sollte diese Untersuchung alle Bevölkerungsgruppen umfassen. In Tabelle 8: (Seite 27) ist dargestellt, das der Anteil von nicht-deutschen Probanden mit einem Unterschied von fast 13% deutlich niedriger war als im Mikrozensus. Somit muss unterstellt werden, dass die Generalisierbarkeit der Daten durch den geringeren Anteil von Nicht-Deutschen an der Untersuchung eingeschränkt ist. Dies würde sich beispielsweise als Verzerrung im Bereich der Religionszugehörigkeiten auswirken können. Es ist festzustellen, dass das Ziel, einen repräsentativen Querschnitt des Weddings zu untersuchen, aufgrund des niedrigen Anteils Nicht-Deutscher nur eingeschränkt erreicht wurde.

4.1.2 Interview versus postalische Befragung

Zur Erfassung epidemiologischer Daten in einem Bevölkerungsquerschnitt stehen primär zwei Möglichkeiten zur Verfügung. Kohlmann et al. schrieben 1994 [52] Studienteilnehmer in Lübeck an und baten diese, einen standardisierten Fragebogen auszufüllen und zurückzusenden. Wir wählten den Ansatz des standardisierten Interviews. Beide Verfahren bieten Vor- und Nachteile.

Als Vorteile des Fragebogens gilt der nicht verspürte Druck durch einen anwesenden Interviewer; so bleibt mehr Zeit zum Ausfüllen und somit scheinen die Antworten überlegter zu sein. Das Gefühl, die Daten würden anonym behandelt, ist möglicherweise stärker, da keine Person anwesend ist, der die teilweise unangenehmen Antworten gegeben werden müssen [91].

Im Interview können demgegenüber aber Verständigungsschwierigkeiten ausgeräumt werden, sodass systematischen Fehlern entgegengewirkt werden kann. In der persönlichen Situation zwischen Proband und Interviewer können nochmals Fragen zum Sinn der Untersuchung, zum Datenschutz und zu anderen Aspekten der Erhebung besprochen werden. Darüber hinaus können Fragen noch einmal erläutert werden, um so die Vollständigkeit der Antworten beziehungsweise der Daten gegenüber postalischen Befragungen zu erhöhen. Einen Nachteil des Interviews stellen Fragen dar, deren Beantwortung im Hinblick auf eine gewisse soziale

Erwünschtheit erfolgt.

Das Interviewteam nahm wöchentlich an einer Supervision teil, in der regelmäßig problematische Situationen besprochen wurden. Durch die telefonische Pilotstudie konnten vor Beginn der Untersuchung Erfahrungen gesammelt werden, die bei der Erstellung und Bearbeitung der Interviewbögen Eingang fanden.

Rasmussen et al. [92] verglichen eine postalische Befragung zu Kopfschmerzen mit einer klinischen Untersuchung mit eingeschlossenem Interview hinsichtlich Reliabilität und Validität. In 93% der Fälle schloss der Fragebogen falsch negative Diagnosen aus. Aber nur 50% der klinisch erhobenen Ergebnisse konnten durch den Fragebogen bestätigt werden. Hier scheint die postalische Befragung also nur hinsichtlich der Reliabilität gleichwertig zu sein.

4.1.3 Gültigkeit und Verlässlichkeit der Interviews

Nach Atteslander [85] sollte nach der Erstellung der Erhebungsinstrumente (Fragebögen) ein Pretest erfolgen, um die Tauglichkeit der Verfahren zu überprüfen. Durch die Pilotstudie konnte die Durchführbarkeit hinreichend getestet werden.

Da Schmerzen objektiv nicht messbar sind, wurde das Verfahren der „expert–validity" gewählt, um die Gültigkeit der Fragen zu verifizieren. Durch das Retest-Verfahren konnte einerseits die Verlässlichkeit der Fragebögen untersucht werden, andererseits konnten die Interviewer weitere Erfahrungen in der Interviewführung machen. Durch die wöchentlichen Supervisionen wurde ein ausreichendes Maß an Betreuung gewährleistet.

Durch den Einsatz der „expert-validity" ist allerdings von einer verminderten Konstruktvalidität auszugehen [93], da systematische Fehler möglicherweise nicht aufgedeckt worden sind.

4.1.4 Repräsentativität und Selektionseffekte

Der Selektionseffekt wird von Bonita als einer der häufigsten Gründe für Verzerrungen genannt [94]. Selektion heißt, dass die Stichprobe um eine Gruppe dezimiert wird, deren Mitglieder ein oder mehrere bestimmte Merkmale gemein haben.

Ein Kritikpunkt an der Untersuchung ist die gegenüber dem Gesamtkollektiv relativ geringe Anzahl von teilnehmenden Personen. 827 (59,4%) Personen aus der gesamten Stichprobe von 1392 Personen konnten befragt werden (siehe Seite 24). Diese Responserate liegt im internationalen Vergleich der zum Zeitpunkt der Studiendurchführung existierenden Arbeiten im mittleren Bereich. Die Responseraten von vergleichbaren Studien kommen teilweise auf höhere Werte: Gyntelberg 1973 (90,5%) [80], Boishuizen et al. 1993 (79%) [95], Carey et al. 1996 (79%) [96], Brynhildsen et al. 1998 (84,7%) [97]. Croft und Rigby 1994 (59%) [98] und Frymoyer et al. 1983 (67%) [99] beschreiben eine ähnliche Responserate wie die vorliegende Studie mit 59,4%.

Personen, die telefonisch nicht erreichbar waren, mussten selbst aktiv werden, um teilnehmen zu können – dies könnte zumindest einen Teil der Non-Responder erklären. Mit großer Wahrscheinlichkeit ist es für viele Menschen schwieriger, einem Anrufer persönlich mitzuteilen, dass eine Befragung unerwünscht ist. Personen, die angerufen wurden, konnten vielleicht von der Wichtigkeit ihrer Teilnahme überzeugt werden. Im Gespräch konnten Missverständnisse über Ziel und Vorhaben der Erhebung ausgeräumt werden.

Weiterhin muss angenommen werden, dass Schmerzen selbst zu einer erhöhten Teilnahmebereitschaft führen und dadurch eine Verzerrung entstehen kann. Denkbar wäre auch, dass Personen ohne Schmerzen sich nicht angesprochen fühlten, da es sich um eine Studie zu chronischen Schmerzen handelte.

Kohlmann et al. [52] und Valkenburg [101] fanden niedrigere Prävalenzraten unter Älteren. Wenn wir unterstellen, dass ältere Menschen eventuell aufgrund einer Erkrankung nicht in der Lage waren, teilzunehmen, könnte eine ähnliche Wirkung wie beim *Healthy-Worker-Effect* resultieren [92]. Junge Gesunde nahmen teil, Alte und Kranke nicht. Dann wäre eine höhere Prävalenzrate anzunehmen.

Im Vergleich zum Mikrozensus waren Frauen in den Altersgruppen von 30 bis 40 Jahren unterrepräsentiert (–1,5%) und in der Gruppe der über 65-Jährigen überrepräsentiert (+1,1%). Männer waren in der Altersgruppe der 20- bis 25-Jährigen im Vergleich zum Mikrozensus unterrepräsentiert (–4%) während mehr Männer in der Altersklasse der 45- bis 60-Jährigen (+1,6%) teilnahmen (Tabelle 9, Seite 29). Die Daten des Gesundheitssurveys von 2003 zeigen, dass die höchste Prävalenz chronischer Rückenschmerzen bei Männern und Frauen im fünften Lebensjahrzehnt lag und bei den über 60-Jährigen wieder abnahm. Durch die Unterschiede zum Mikrozensus könnte es somit zu Verzerrungen der Prävalenz chronischer Rückenschmerzen gekommen sein. Die Prävalenz der Frauen müsste niedriger liegen als gemessen, da sie in den Altersgruppen mit niedriger Prävalenz überrepräsentiert waren, während die Prävalenz unter Männern höher sein könnte, da sie in der Gruppe mit der höchsten Prävalenz der 45- bis 60-Jährigen gering überrepräsentiert und in der Altersgruppe mit niedriger Prävalenz der 20- bis 25-Jährigen deutlich unterrepräsentiert waren. Die Generalisierbarkeit der Prävalenzdaten scheint aufgrund der Unterschiede in der Altersstruktur der Teilnehmer zum Mikrozensus eingeschränkt zu sein.

Der niedrige Anteil an Nicht-Deutschen (Tabelle 8:, Seite 27) könnte aufgrund von Verständigungsschwierigkeiten entstanden sein. Nur in wenigen Fällen wurde ein Interview in anderer Sprache als Deutsch geführt. Da keiner der Interviewer Türkisch sprach, die

Studienteilnehmer mit türkischem Migrationshintergrund aber die größte Gruppe unter den Migranten im Wedding stellen, könnte es hier zu einer Verzerrung gekommen sein. Folgeuntersuchungen sollten eine türkische Übersetzung des Anschreibens und der Interviewbögen benutzen, idealerweise sollten anderssprachige Interviewer im Team vertreten sein – zumindest türkischsprachige.

Wir fanden keine Unterschiede zwischen Deutschen und Migranten in Bezug auf das Auftreten von chronischen Rückenschmerzen (Tabelle 12:, Seite 35). Bei einem niedrigeren Migrantenanteil als im Mikrozensus kann dieses Ergebnis nur als Hinweis dienen. Bates und Edwards [102] beschreiben in einer multi-ethnisch angelegten Studie in New England gravierende Unterschiede in der Schmerzwahrnehmung, der Schmerzäußerung und im Coping zwischen den analysierten Kulturen. Sie untersuchten insgesamt 395 Schmerzpatienten in sechs ethnischen Gruppen.

Sanders et al. [103] und Lee und Essoka [104] untersuchten ebenfalls Personen aus mehreren Kulturkreisen und kamen zu ähnlichen Ergebnissen. Blau [105] beschreibt für Migränefaktoren deutliche Unterschiede zwischen verschiedenen Kulturen. Hierbei werden kulturelle und religiöse Unterschiede diskutiert, zum Beispiel Ess- und Trinkgewohnheiten. In der vorliegenden Studie war die Wichtigkeit einer Religion mit chronischen Rückenschmerzen assoziiert (Tabelle 15:, Seite 37). Unter der Annahme, dass bestimmte religiöse Gewohnheiten oder Gebote einen Einfluss auf die Schmerzentstehung, -äußerung und -wahrnehmung haben, wirkt der geringe Migrantenanteil (türkisch = mehrheitlich muslimisch) hier verzerrend. Ob der Zusammenhang zwischen Religiosität und Schmerz in der vorliegenden Studie zu stark oder zu schwach in Erscheinung tritt, kann nicht abgeschätzt werden, da es keinen Anhalt dafür gibt, ob die Religiosität einen Einfluss auf die Teilnahmebereitschaft hat.

Ohlson und Ydreborg [93] fanden in einer „Follow-up-Untersuchung" von Betonwerkern Abhängigkeiten der Responserate bei der Folgeuntersuchung vom sozio-ökonomischen Status. Non-Responder waren eher Personen aus den unteren Gesellschaftsschichten. Unter der Annahme, dass das Bildungsniveau unter Non-Respondern niedriger war, müsste die Verständlichkeit des Anschreibens kritisch betrachtet werden. Es ist vorstellbar, dass Personen mit einem niedrigeren Bildungsniveau Probleme haben, ein von Akademikern abgefasstes Schreiben zu verstehen. Auch diesem Umstand sollte in Folgeuntersuchungen Rechnung getragen werden, beispielsweise, indem die Anschreiben unterschiedlich gebildeten Personen vorgelegt und gegebenenfalls verbessert werden.

Neben acht männlichen Teammitgliedern war nur eine Frau an den Interviews beteiligt. Frauen könnten gerade im Bereich von Fragen nach ihrem Körper und ihrer Intimsphäre Vorbehalte haben, wenn sie von Männern befragt werden. Hier spielt sich kein Vertrauensverhältnis ein, wie etwa in der Arzt-Patientin-Beziehung. Stattdessen stellt ein fremder Mann eventuell unangenehme Fragen, die noch darüber hinaus nicht der Heilung einer Krankheit, sondern *nur* der Erfassung von allgemeingültigen Daten dienen.

Die Repräsentativität der Stichprobe ist aufgrund der genannten Selektionseffekte eingeschränkt zu beurteilen.

4.2 PRÄVALENZEN VON CHRONISCHEN RÜCKENSCHMERZEN

4.2.5 Gesamtprävalenz

Die 6-Monatsprävalenz chronischer Rückenschmerzen lag in der vorliegenden Studie bei 27,7%; unter Frauen wurde eine Prävalenz von 31,6%, unter Männern 23,3% gemessen (siehe Tabelle 11:, Seite 32 und Seite 34).

Allgemeingültige Trends in den Ergebnissen der in den neunziger Jahren des letzten Jahrhunderts durchgeführten epidemiologischen Studien zu chronischen Rückenschmerzen darzustellen, gestaltet sich schwierig, da die Vergleichbarkeit der erhobenen Daten eingeschränkt ist [106]. Dies bestätigt sich bei der Literaturrecherche zur Epidemiologie für chronische Rückenschmerzen (Tabelle 2, Seite 13). Die Gründe hierfür sind einerseits die unterschiedlichen Definitionen des Begriffes *chronisch*, andererseits die Unterschiede in der Größe und die Zusammensetzung der Studienpopulation.

Hüppe al. [32] beschreiben in einer zweistufigen Querschnittsstudie eine Prävalenz von 27%, 25% beziehungsweise 19% von Rückenschmerzen nach Grad 1 bis 3 nach Kohlmann und Raspe [22] unter Probanden, die zum ersten Erhebungszeitraum aktuell bestehende Rückenschmerzen angaben. Die Punktprävalenz lag bei 39% zum ersten Erhebungszeitraum. Durch die Einschränkung auf Probanden mit aktuellen Rückenschmerzen zum ersten Erhebungszeitraum und der Tatsache, dass das Graduierungsmodell nach Kohlmann und Raspe neben der zeitlichen Komponente weitere Kriterien berücksichtigt, ist die geringere Prävalenz in allen drei Schweregraden erklärbar. In der vorliegenden Arbeit wurden Rückenschmerzen als chronisch definiert, wenn sie seit sechs Monaten bestanden und in den letzten sechs Monaten vor der Befragung aufgetreten waren. Theoretisch ist also möglich, dass Probanden in den letzten sechs Monaten einmal Rückenschmerzen gehabt haben, Rückenschmerzen jedoch schon seit längerem kennen (also über sechs Monate) und somit in die Gruppe mit chronischen Rückenschmerzen klassifiziert wurden. Da in der vorliegenden Arbeit die telefonischen Interviews ausgewertet wurden, ist davon auszugehen, dass auch solche Schmerzen subsummiert und als chronisch erfasst wurden, die in der Brustwirbelsäule lokalisiert waren, da im telefonischen Interview nur relativ ungenau nach der Lokalisation gefragt werden konnte (*Wo haben Sie Schmerzen?*).

Neuhauser et al. [33] beschrieben eine Prävalenz von 18,7% von Rückenschmerzen mit einer Dauer von über drei Monaten, die in den letzten zwölf Monaten vor der Befragung aufgetreten waren (siehe Tabelle 1:, Seite 10). Aufgrund des methodischen Vorgehens (telefonische Befragung) und der Ähnlichkeit der Fragestellung bis hin zur Nicht-Eingrenzbarkeit der Lokalisation auf den unteren Rücken ist diese Studie am ehesten mit der vorliegenden Arbeit vergleichbar. Die Unterschiede könnten hier ebenfalls in der Altersverteilung der Frauen begründet sein. Betrachtet man die Lebenszeitprävalenz von chronischen Rückenschmerzen in der Studie von Neuhauser et al. [33], werden ähnliche Werte wie in der vorliegenden Arbeit beschrieben. Die Werte betragen bei Neuhauser et al. 27% Gesamt, 30% Frauen und 24,4% Männer und die Ergebnisse der vorliegenden Arbeit belaufen sich auf 27,7% Gesamt, 31,6% Frauen, 23,3% Männer (siehe Tabelle 1:, Seite 10 und Seite 36). Eine Erklärung könnte sein, dass in der vorliegenden Untersuchung – wie oben angegeben – Probanden, die jemals im Leben Rückenschmerzen hatten, die Frage nach der Dauer fehlinterpretiert haben. Somit könnte eher eine der Lebenszeitprävalenz ähnliche Prävalenz gemessen worden sein.

Schmidt et al. [37] untersuchten Rückenschmerzen nach Schweregraden der Graduierung nach von Korff [14] und sahen für die Grade III und IV deutlich niedrigere Prävalenzen als die vorliegende Studie (Grad III: 6,6%, Grad IV: 4,6%) für chronische Rückenschmerzen. Hier könnte ebenfalls der Unterschied in den Verzerrungen sowohl in der Altersverteilung als auch in der Fehlinterpretation der Fragen von Probanden in der vorliegenden Arbeit begründet sein. Darüber hinaus ist die Vergleichbarkeit von graduierten Rückenschmerzen zu rein zeitlich definierten chronischen Rückenschmerzen nur – wie oben angegeben – bedingt möglich, da die Graduierung weitere als nur zeitliche Aspekte betrachtet und somit zu niedrigeren Prävalenzraten kommen kann.

Drei internationale Studien, die die gleiche zeitliche Definition wie die vorliegende Arbeit zur Definition chronischer Rückenschmerzen verwendeten, kommen zu unterschiedlichen Ergebnisse bezüglich der Prävalenzraten. Guez et al. [35] beschrieben eine Prävalenzrate von 16%, während Björck-van Dijken [38] eine Prävalenzrate von 33,2% angaben. Leclerc et al. [36] fanden chronische Rückenschmerzen mit einer Rate von 7,5% unter Frauen und 7,9% unter Männern. Die im Vergleich mit der vorliegenden Arbeit – und den anderen betrachteten Studien – sehr geringe Prävalenz in der Arbeit von Leclerc et al. könnte in der Einschränkung auf die Altersklassen der 30- bis 60-Jährigen begründet sein. Die Prävalenz chronischer Rückenschmerzen steigt bis zum fünften Lebensjahrzehnt an und fällt danach in vielen Untersuchungen etwas ab; im Vergleich zu den jüngeren Altersklassen ist die Prävalenz bei den über 60-Jährigen jedoch höher. Durch die Nichtberücksichtigung der Älteren könnte hier also eine niedrigere Prävalenz resultieren.

Die im Vergleich zur vorliegenden Studie höhere Prävalenzrate in der Studie von Björck-van Dijken et al. könnte darauf zurückzuführen sein, dass Daten aus insgesamt neun Jahren der Erhebungswellen des MONICA-Projektes kumuliert ausgewertet wurden. Es ist theoretisch möglich, dass Probanden häufiger befragt wurden, da in den Erhebungswellen Einwohner an der Küste Nordschwedens unabhängig davon ausgewählt wurden, ob sie an einer der vorherigen Befragungen teilgenommen hatten. Dafür würde auch sprechen, dass in der Arbeit von Guez et al. die Daten des MONICA-Projektes ausschließlich aus dem Jahr 1999 verwendet wurden – mit der beschrieben niedrigeren Prävalenz von 16%.

Ähnliche Prävalenzen wie in der vorliegenden Arbeit beschreiben Picavet et al. mit 21,2% [31], Andersson et al. [24] mit 23,2% und Heuch et al. mit 23,7%. Die Studien definierten jedoch im Unterschied zur vorliegenden Arbeit chronischen Rückenschmerz ab einer Dauer von drei Monaten, was bei sonst vergleichbaren Datengrundlagen zu höheren Prävalenzen führen müsste. Die im Vergleich mit der vorliegenden Studie niedrigeren Prävalenzen chronischer Rückenschmerzen könnten durch die Eingrenzung auf den unteren Rücken (*low* beziehungsweise *lower back*) in den Arbeiten erklärbar sein.

Die Unterschiede zu den weiteren in Tabelle 2 aufgeführten Studien sind einerseits durch unterschiedliches Studiendesign [26, 27, 30], andererseits auf die nicht zeitliche Definition chronischer Rückenschmerzen [29] oder auf die Bevölkerungsstruktur (ländlicher Raum) [28] zurückzuführen. Hillman et al. [26] untersuchten Rückenschmerzen durch eine postalische Befragung mit einer zweistufigen Querschnittsuntersuchung in einer Stichprobe von Einwohnern im Alter von 25 bis 60 Jahren der Stadt Bradford in Großbritannien. Rückenschmerzen wurden in akute (bis zu zwei Wochen bestehend), subakute (zwischen zwei Wochen und drei Monaten bestehend) und chronische Verläufe (über drei Monate bestehend) eingeteilt. Darüber hinaus beschrieben sie den unteren Rücken detailliert in einer Skizze. Durch die Eingrenzung auf den unteren Rücken, die trennscharfe Beschreibung der zeitlichen Verläufe in akut, subakut und chronisch sowie durch die Nichtberücksichtigung der über 60-Jährigen könnte die zur vorliegenden Arbeit geringere Prävalenzrate von 10,2% erklärbar sein. Smith et al. [27] untersuchten Rückenschmerzen mit einer Längsschnittstudie an einer Stichprobe von Patienten von 29 Allgemeinarzt-Praxen (*general practice*) in einer Region in Schottland. Die erste Befragung fand 1996 statt, die zweite im Jahr 2000. Teilnehmer der ersten Frage wurden gebeten, an der zweiten Erhebung teilzunehmen. Rückenschmerzen wurden als chronisch definiert, wenn sie über drei Monate bestanden und regelmäßig auftraten. 1996 betrug die Prävalenz 16%, im Jahr 2000 wurden 20% beschrieben. Ein Unterschied zur vorliegenden Arbeit besteht in der Auswahl der Studienpopulation. Eine Eingrenzung auf Patienten von Allgemeinärzten könnte zur eingeschränkten Repräsentativität durch krankheitsbedingte Selektionseffekte führen, da die Patienten wegen einer Erkrankung den Allgemeinmediziner aufgesucht hatten. Darüber hinaus wurden zum zweiten Erhebungszeitraum Probanden der ersten Stichprobe erneut befragt. Es ist anzunehmen, dass es hier zu einem weiteren Selektionseffekt kam, da Probanden mit bestehenden Rückenschmerzen zum ersten Erhebungszeitpunkt eher bereit sein könnten, an der zweiten Befragung teilzunehmen und somit die Prävalenz zum zweiten Zeitraum als zu hoch eingeschätzt werden kann. Ein weiterer Unterschied könnte in den sozio-demographischen Parametern der Studienpopulation begründet sein. In der von Smith et al. untersuchten Region *Grampian* in Schottland sind die sozio-demographischen Indizes höher als der schottische Durchschnitt. Wie unter Kapitel 1.4 beschrieben, haben ein geringes Einkommen, eine niedrige soziale Schicht und ein niedriges Bildungsniveau einen Einfluss auf die Chronifizierung von chronischen Rückenschmerzen (siehe Seite 12). Wenn angenommen werden kann, dass in der Region *Grampian* der sozio-ökonomische Status höher als der Durchschnitt ist, könnte die tatsächliche Prävalenz in Großbritannien über der berechneten liegen.

Hestbaek et al. [30] führten eine Längsschnittstudie zu chronischen Rückenschmerzen in den Jahre 1991, 1992 und 1996 in Ebeltoft in Dänemark durch. In den ersten beiden Jahren beschrieben sie eine Prävalenz von Rückenschmerzen, die über 30 Tage andauerten von jeweils 20%, im Jahr 1996 von 26%. Die Studienpopulation wurde auf Probanden im Alter von 30 bis 50 Jahren eingeschränkt und schloss somit die Älteren mit einer anzunehmenden hohen Prävalenz aus. Dass im Vergleich zur vorliegenden Arbeit zumindest im Jahr 1996 dennoch eine vergleichbare Prävalenz gemessen wurde, könnte an der Definition der Dauer chronischer Rückenschmerzen liegen, die deutlich unter der in der vorliegenden Arbeit lag (> 30 Tage).

In der Gesamtbetrachtung der Literatur zum Thema liegt die in der vorliegenden Arbeit beschriebene Prävalenz chronischer Rückenschmerzen im oberen Bereich. Die Gründe für die Unterschiede zu den einzelnen Studien sind beschrieben worden. In der Gesamtbetrachtung muss berücksichtigt werden, dass aufgrund der Zielsetzung der Studie, Daten für Präventionsprogramme zu liefern, und aus Gründen der Praktikabilität der Berliner Stadtteil Wedding als Studienpopulation gewählt wurde (siehe 4.1.1 Seite 55). Wie beschrieben zählt der Wedding zur eher einkommensschwachen Region [90]. Diese Tatsache spiegelt sich in den Ergebnissen zum Einkommen wider (siehe Abbildung 3, Seite 30). Untere und mittlere Einkommen waren gegenüber den hohen Einkommen häufiger. Darüber hinaus gaben über

35% einen niedrigen Bildungsabschluss (Hauptschule) an (siehe Tabelle 9:; Seite 28). Ein niedriger sozio-ökonomischer Status ist in der internationalen Literatur als Risikofaktor für chronische Rückenschmerzen beschrieben worden (siehe 1.4, Seite 12). Selektiert man die Daten des telefonischen Gesundheitssurveys des Robert-Koch-Institutes zu chronischen Rückenschmerzen nach Bildungsgruppen, resultiert in der Region Nordost (einschließlich Berlin) eine Prävalenzrate von 31,7% für die niedrigste Bildungsgruppe [93]. Wir konnten zwar keinen signifikanten Zusammenhang von Bildungsniveau und chronischen Rückenschmerzen zeigen (siehe Tabelle 12:, Seite 35), in der Betrachtung der hohen Prävalenz in den unteren Bildungsgruppen in der Region Nordost im Gesundheitssurvey und des hohen Anteils von Probanden mit Hauptschulabschluss in der vorliegenden Arbeit scheint die hohe Prävalenzrate jedoch konsistent.

4.2.6 Altershäufigkeiten

Die höchste Prävalenz chronischer Rückenschmerzen wurde für beide Geschlechter in der Altersklasse der 50- bis 59-Jährigen gemessen (siehe Abbildung 5, Seite 33). Frauen waren in den Altersgruppen bis 69 Jahre häufiger als Männer betroffen, der Anteil von Männern war in der Altersklasse der über 70-Jährigen höher. Das Alter korrelierte nicht mit chronischen Rückenschmerzen (siehe Tabelle 12:, Seite 35). Dieses Ergebnis blieb auch in den Subgruppenanalysen zur Erwerbstätigkeit konstant (siehe Tabelle 18:, Seite 41 und Tabelle 21:, Seite 43).

Das Ergebnis der höchsten Prävalenz im fünften Lebensjahrzehnt scheint im internationalen Vergleich konsistent zu sein. Björk-van Dijken et al. kommen zu ähnlichen Resultaten. Die höchste Prävalenz wurde in der Altersgruppe der 55- bis 64-Jährigen gemessen, Frauen waren häufiger betroffen als Männer [38]. Diese Daten werden in weiteren nationalen und internationalen Studien bestätigt [40, 41, 42, 43, 44, 45, 46, 47, 48, 49, 50 51, 52].

Im Vergleich zu den Daten des Bundesgesundheitssurveys des Robert-Koch-Institutes der Jahre 2003 und 2009 (siehe Abbildung 1, Seite 12 und Abbildung 5, Seite 33) [1] fällt auf, dass die Prävalenz der 30- bis 39-Jährigen niedriger ist als die der 18- bis 29-Jährigen und dass sie in der Altersklasse der 40- bis 49-Jährigen wieder ansteigt und den Wert der 18- bis 29-Jährigen übersteigt. Ein ähnlicher Verlauf der Prävalenzen ist in keiner Studie gefunden worden. Wie in Tabelle 7: (Seite 26) dargestellt, waren Frauen in der Altersklasse der 30- bis 40-Jährigen im

Vergleich zum Mikrozensus unterrepräsentiert, Männer waren in der Altersklasse der 35- bis 40-Jährigen unterrepräsentiert. Dies könnte einen Teil der Unterschiede erklären, da Frauen sowohl in der vorliegenden Studie als auch in der Literatur häufiger chronische Rückenschmerzen angaben als Männer. Der gesamte Unterschied zu den Daten des Robert-Koch-Institutes und den Ergebnissen der Literatur ist jedoch nicht hinreichend erklärbar. Das Ergebnis, dass chronische Rückenschmerzen nicht mit dem Alter korrelierten, muss vor dem Hintergrund kritisch betrachtet werden.

Chronischer Rückenschmerz scheint eine Erkrankung des mittleren Alters zu sein. Die höchsten Prävalenzraten fanden wir unter 40- bis 55-Jährigen.

Dieses Ergebnis scheint im internationalen Vergleich konsistent zu sein.

Dabei ist auffällig, dass die PPV einen altersspezifischen Verlauf beschreibt, mit einem Maximum in der Gruppe der 44- bis 64-Jährigen. Die 1-JPV und die LPV folgen ebenfalls einem altersspezifischem Verlauf ohne ein signifikantes Maximum, sie fallen aber auch in der Gruppe der über 64-Jährigen wieder leicht ab [101, 52]. Statistiken anderer Autoren belegen diesen Trend [40, 41, 42, 43, 44, 45, 46, 48, 50, 82,].

Die Unterschiede der Altersverteilungen differenziert nach Geschlecht weisen den gleichen Verlauf auf wie in den oben genannten Gesamtpopulationen. Akute Rückenschmerzereignisse bei Frauen nehmen bis zum sechsten Lebensjahrzehnt zu und gehen danach etwas zurück, bei Männern wird der Häufigkeitsgipfel etwas später in der siebten Lebensdekade erreicht und nimmt ebenfalls mit dem Alter ab [33, 44, 48, 52].

Getrennt nach Geschlechtern zeigen die Schmerzintensitäten signifikante Unterschiede. Frauen geben höhere Schmerzintensitäten als Männer an, sowohl bei akuten als auch bei chronischen Rückenschmerzen [52, 48].

Somit geben Frauen häufiger starke Rückenschmerzen an als Männer. Frauen mittleren Alters berichten vergleichsweise häufiger über starke Rückenschmerzen als jüngere oder ältere Frauen.

Auf einem niedrigeren Schmerzniveau trifft das für Frauen Festgestellte auch auf Männer zu. Die Männer zwischen 45 und 64 Jahren stellen die Altersgruppe mit der größten Schmerzhäufigkeit dar, während jüngere und ältere Männer vergleichsweise weniger Rückenschmerzen erleiden.

Gründe für diese Altersverteilung könnten mit der Erwerbstätigkeit zusammenhängen. Jüngere

Menschen können Belastungen am Arbeitsplatz eventuell besser kompensieren als Ältere. Mit zunehmendem Alter könnten die psychischen und körperlichen Möglichkeiten zur Kompensation abnehmen. Den Abfall der Prävalenzraten in höherem Alter könnte dann mit dem Ausscheiden aus dem Berufsleben erklärbar sein.

Neuhauser et al. [33] schildern einen signifikanten Zusammenhang von höherem Alter und chronischen Rückenschmerzen, während die Studie von Björck-van Dijken et al. [38] die höchste Prävalenz in der Altersgruppe der 55- bis 64-Jährigen beschreibt. Da angenommen werden kann, dass hier *noch* die erwerbstätige Bevölkerung evaluiert wurde – in den meisten europäischen Staaten liegt das Renteneintrittsalter Mitte des sechsten Lebensjahrzehnts – kann eventuell von einem Problem der erwerbstätigen *„jüngeren"* Bevölkerung ausgegangen werden.

4.2.7 Geschlecht und chronischer Rückenschmerz

Frauen gaben signifikant häufiger chronische Rückenschmerzen an als Männer (31,6% zu 23,3%) (siehe Seite 37). Wenn eine Verzerrung aufgrund der zum Mikrozensus unterschiedlichen Altersverteilung unter Frauen angenommen wird, müsste – wie oben angegeben – die Prävalenz ebenfalls niedriger sein als berechnet.

Die vorliegende Studie konnte eine Odds Ratio für Frauen von 1,21 (95%KI: 1,06–1,38) in der Gesamtpopulation darstellen, die in der Stichprobe der Erwerbstätigen mit 1,22 (95%KI: 1,03–1,45) konsistent war. Nicht erwerbstätige Frauen hatten kein erhöhtes Risiko für chronische Rückenschmerzen. Dieses Ergebnis war konsistent in den Altersgruppen der über und unter 65-Jährigen (siehe Tabelle 22: und Tabelle 23:, Seite 44). In der Literatur wurden Frauen ebenfalls als häufiger betroffen beschrieben [28, 29, 33, 34 38, 39, 41]. Die in der vorliegenden Arbeit beschriebene Odds Ratio von 1,2 ist in der Literatur ebenfalls bestätigt worden (siehe 1.4, Seite 12). Das Frauen unter den Nicht-Erwerbstätigen nicht stärker von chronischen Rückenschmerzen betroffen waren, könnte damit im Zusammenhang stehen, dass die Nicht-Erwerbstätigen älter waren als die Gesamtstichprobe und die Gruppe der Erwerbstätigen. Die Prävalenz für Frauen und Männer nahm im sechsten Lebensjahrzehnt ab, stieg für Männer über 70 wieder an, sodass hierdurch eine Verzerrung stattgefunden haben könnten, die den

Geschlechtsunterschied *„aufgehoben"* haben könnte.

Frauen zeigten ein höheres Risiko, an Rückenschmerzen zu erkranken, wenn sie belastenden Faktoren, die den Arbeitsplatz betrafen, ausgesetzt waren [109, 110, 111]. Dies könnte erklären, warum Frauen unter Erwerbstätigen ein höheres Risiko für chronische Rückenschmerzen zeigten. Möglicherweise reagieren Frauen auf Arbeitsplatzfaktoren häufiger mit Rückenschmerzen als Männer.

Darüber hinaus steigt das Risiko für Frauen durch einen erhöhten Body-Mass-Index oder durch Rauchen [29, 39]. Das könnte den Schluss zulassen, dass Frauen auf Risikofaktoren sensibler reagieren als Männer. Einige Autoren diskutieren körperliche Aspekte (Körpergröße, Sexualhormone, sensorische Differenzen) [112, 113, 114, 115, 116], andere favorisieren Auswirkungen der geschlechtsspezifischen Rolle in der Gesellschaft [117, 118, 119]. Frauen scheinen nach den Ergebnissen unserer Studie besonders belastet bzw. gefährdet zu sein, wenn sie erwerbstätig sind (oder wenn sie katholischen Glaubens waren). Gründe hierfür könnten beispielsweise in der Doppelbelastung durch Familie und Beruf zu suchen sein. Aktuelle Studien müssten untersuchen, ob die Änderung in der Wahrnehmung der sogenannten *work-life-balance* einen steigernden Effekt auf das Rückenschmerzrisiko für Frauen hat. Hier könnte zum Beispiel die Rolle der Männer in der Kindererziehung, Erziehungsurlaub durch Männer etc. eine Rolle spielen. Laut Statistischem Bundesamt stieg die Anzahl von Vätern, die Elterngeld beantragten, von 2009 bis 2010 um 9,5% von 153.141 auf 167.659, während nur 1,8% mehr Frauen den Anspruch geltend machten. In Berlin lag die Quote sogar mit einem Anstieg um 9,7% bei den Vätern noch höher. Seit Einführung des Elterngeldes stieg der Anteil von Vätern von 18% auf 23,5% im Jahr 2010 [120]. Die Auswirkungen einer sich möglicherweise ändernden Wahrnehmung der geschlechtsspezifischen Rollenverteilung müsste hinsichtlich ihres Einflusses auf chronische Rückenschmerzen – und andere Erkrankungen – untersucht werden. Beispielsweise könnte eine noch stärkere Beanspruchung von Frauen im Erwerbsleben – durch die Elternzeit des Vaters – einen ungünstigen Effekt auf das Risiko für chronische Rückenschmerzen nach sich ziehen. Wie oben beschrieben zeigte die vorliegende Studie, dass das Risiko für erwerbstätige Frauen gegenüber Männern stieg, für nicht erwerbstätige Frauen jedoch nicht erhöht war. Darüber hinaus war weder die Elternschaft noch die Anzahl der Kinder mit chronischen Rückenschmerzen assoziiert. Andererseits könnte die stärkere Einbeziehung von Vätern in die Erziehung eine günstigere Verteilung der Lasten zwischen Männern und Frauen mit sich bringen und eventuell einen positiven Effekt auf das Risiko für Frauen bezüglich Rückenschmerzen bedeuten. Gerade im Hinblick auf eine suffiziente Prävention von Rückenschmerzen müssten die sich ändernden gesellschaftlichen Bedingungen anhand ihrer Bedeutung für eine Chronifizierung von Rückenschmerzen evaluiert werden.

Eine weitere Erklärung für das Risiko für Frauen könnte in der Einnahme von oralen Kontrazeptiva liegen. Wie gezeigt war das Durchschnittsalter der Stichprobe niedriger als das im Rahmen des Mikrozensus ermittelten. Ein höherer Anteil von Frauen befand sich im sexuell aktiven Alter und nahm somit wahrscheinlich auch orale Kontrazeptiva ein. Brynhildsen et al. und Saugstad konnten zeigen, dass die Einnahme von oralen Kontrazeptiva sich ungünstig auf das Rückenschmerzrisiko auswirkte [121, 122]. Hier muss angemerkt werden, dass dieses Phänomen nicht die gesamte Diskrepanz zwischen Männern und Frauen erklären könnte, sondern nur einen Teil davon. Weiterführende Analysen zu geschlechtsspezifischen Rollen und Kontrazeptiva könnten hier einen Aufschluss über den kausalen Zusammenhang geben.

Für künstlich im Labor erzeugten Schmerz konnten Levine und DeSimone [118] feststellen, dass Frauen höhere Schmerzstärken angaben, wenn der Untersucher ein Mann war. Das Interviewerteam bestand aus acht Männern und einer Frau. Es wäre denkbar, dass Frauen nicht nur im Labor, sondern auch im Rahmen der vorgestellten Studie häufiger Schmerzen und höhere Schmerzstärken angaben, wenn sie von einem Mann dazu befragt wurden.

Damit korrespondiert die Beobachtung in der gleichen Studie von Levine und DeSimone [118], dass Männer niedrigere Schmerzstärken angaben, wenn sie von Frauen befragt wurden.

Vor diesem Hintergrund müssen die Angaben zur Schmerzhäufigkeit und Schmerzstärke der weiblichen Studienteilnehmer kritisch beurteilt werden, nachfolgende Studien sollten diesen Effekt bei der Zusammenstellung der Interviewteams berücksichtigen.

4.2.8 Rückenschmerzen und Erwerbstätigkeit

Die vorliegende Arbeit konnte eine Prävalenz von 35,8% chronischer Rückenschmerzen unter Erwerbstätigen beschreiben (siehe Tabelle 18:, Seite 41).

Hildebrandt et al. [25] befragten postalisch und telefonisch 8748 Erwerbstätige in den Niederlanden. Die Prävalenzrate für *häufige* Rückenschmerzen (*„quite often"*) lag bei 26,6%, wobei die Klassifizierung durch die Selbsteinschätzung der Probanden vorgenommen wurde. 4,5% der oben genannten Probanden litten unter chronisch beeinträchtigenden Rückenschmerzen.

Vor diesem Hintergrund erscheint die in der vorliegenden Arbeit beschrieben Prävalenz unter Erwerbstätigen hoch. Allerdings muss eine eingeschränkte Vergleichbarkeit angenommen werden, da in der vorliegenden Arbeit nicht nach chronischer Beeinträchtigung gefragt wurde, sondern chronische Rückenschmerzen über die zeitliche Dauer definiert wurden.

Die geschlechtsspezifischen Unterschiede unter den Erwerbstätigen sind unter 4.2.7 dargestellt und diskutiert worden.

Katholiken waren häufiger von chronischen Rückenschmerzen betroffen, sowohl in der Gesamtstichprobe als auch unter Erwerbstätigen und den Nicht-Erwerbstätigen über 65 Jahre. (siehe Tabelle 13:, Seite 36; Tabelle 19:, Seite 42; Tabelle 24:, Seite 45). Katholiken waren älter, Frauen waren häufiger katholischen Glaubens (siehe Tabelle 15, Seite 39), die Wichtigkeit einer Religion war für Katholiken höher als für andere Religionsangehörige; dieses Ergebnis war konsistent sowohl in der Gesamtstichprobe als auch unter Erwerbstätigen.

Warum Katholiken unter Erwerbstätigen und in der Gesamtstichprobe häufiger chronische Rückenschmerzen angaben, kann nur gemutmaßt werden. Möglicherweise waren in einem Stadtteil mit hohem Migrantenanteil viele Einwanderer aus osteuropäischen Ländern, die katholischen Glaubens waren und unteren sozialen Bildungs- und Einkommensschichten angehörten. Die niedrige soziale Stellung ist mit einem erhöhten Risiko für Rückenschmerzen verbunden [38, 59]. Diese Aussage stellt nur eine Vermutung dar und ist aus den vorliegenden Ergebnissen nicht ableitbar.

Mögliche Einflüsse von Religiosität auf Schmerzverhalten werden unter 4.3.13 diskutiert.

4.3 SOZIALER STATUS

4.3.9 Definitionen zum sozialen Status

Eine mögliche Unterscheidung gesellschaftlicher Gruppen ist der Versuch, soziale Schichten zu definieren. Der Begriff der sozialen Schicht geht nicht von einer gesellschaftlichen Grundtheorie aus wie der Marxismus, der die Klasse definiert, der Klerikalismus, der die Kaste festlegte, oder der Feudalismus, der den Begriff des Standes bestimmte. Der Schicht-Begriff wird benutzt unter verschiedenen Annahmen. Hier wird soziale Ungleichheit in jedem Sozialbereich (z. B. Wirtschaft, Familie, Beruf, Politik) durch andere Maßstäbe definiert. Die Feststellung sozialer Ungleichheit orientiert sich an einer Reihe von teilweise voneinander unabhängigen Merkmalen (z. B. Beruf, Einkommen, Familienstand, Macht). Gleichzeitig geht die Theorie der sozialen Schichtung von der Unverzichtbarkeit der Selbst- und Fremdeinschätzung der betreffenden Personen aus. Die Grenzziehung zwischen verschiedenen Schichten kann hier je nach Untersuchungszweck eine andere sein. Diese Grenzziehung kann dabei sowohl vertikal im Sinne *stärker – schwächer* oder *besser – schlechter* als auch horizontal im Sinne *anders als* gezogen werden [123].

Nach der beschriebenen Definition können sowohl subjektive als auch objektive Schichtungskriterien bestimmt werden. In unserer Studie wären dies objektiv z. B. Einkommen, Berufstätigkeit; Nationalität oder Wohnquadratmeter und– subjektiv Stimmung, Enge der Wohnung etc.

4.3.10 Objektive soziale Situation

Die objektiven Parameter zur Darstellung der sozialen Situation in der vorliegenden Arbeit waren: Berufstätigkeit, höchster Schulabschluss, Familienstand, Staatsangehörigkeiten, Quadratmeter der Wohnung und Quadratmeter pro Kopf.

Wir fanden keine Assoziationen zwischen chronischen Rückenschmerzen und der objektiven sozialen Situation der Studienteilnehmer (siehe Tabelle 18:, Seite 41). Mäßigen Einfluss auf das Entstehen von Rückenschmerzen scheinen ein geringes Einkommen, eine niedrige soziale Schicht und ein niedriges Bildungsniveau mit Odds Ratios von 2 zu haben [38, 59]. Während Picavet et al. [28] keinen Einfluss des sozio-ökonomischen Status auf chronische Rückenschmerzen darstellen konnten, beschrieben Andrianakos et al. [29], Schmidt et al. [37] und Björck-van Dijken et al. [38] ein niedriges Bildungsniveau als Risikofaktor. Dies konnten wir in der vorliegenden Studie nicht nachvollziehen. Die oben genannten Faktoren waren in den Gruppen mit und ohne chronische Rückenschmerzen ungleich verteilt. Lediglich die Quadratmeteranzahl der Wohnung lag im Mittel 4qm unter der in der Gruppe ohne chronische Rückenschmerzen. Damit korrespondierend hatten Probanden mit chronischen Rückenschmerzen über 10qm weniger Wohnraum pro Kopf zur Verfügung. Als alleinige Parameter zur Beschreibung eines niedrigen sozialen Status können die Größe der Wohnung beziehungsweise die Quadratmeteranzahl pro Kopf jedoch nicht herangezogen werden. Auffallend war jedoch, dass, neben der objektivierbaren Quadratmeteranzahl der Wohnung, nicht erwerbstätige Studienteilnehmer mit chronischen Rückenschmerzen auch subjektiv ihre Wohnungen als „eng" beschrieben bzw. die Enge der Wohnung als belastend empfanden (siehe Tabelle 32:, Seite 52). Dies kann als Hinweis auf eine Assoziation zwischen sozialem Status und Rückenschmerzen gedeutet werden, da Menschen mit geringem Einkommen weniger Geld für Lebenshaltungskosten aufbringen können, z. B. für Miete, und somit wahrscheinlich auch in kleineren Wohnungen leben.

4.3.11 Subjektive Belastungen im Alltag

Chronische Rückenschmerzen waren signifikant mit einer schlechteren Stimmung und einem niedriger eingeschätzten Gesundheitszustand (unter Nicht-Erwerbstätigen) assoziiert (siehe Tabelle 25:, Seite 47 und Tabelle 26:, Seite 48). Ob hier die Schmerzen zu einer schlechteren Einschätzung bezüglich der beiden Parameter führten oder die Parameter als Prädiktoren für chronische Rückenschmerzen gelten, kann in einer Querschnittserhebung nicht dargestellt werden. Wie in der Einleitung unter 1.4 (Seite 12) dargestellt, sind depressive Stimmungslagen, mit den Schmerzen verbundene negative Verhaltens- und Denkmuster sowie Distress und Somatisierungen Risikofaktoren für chronische Rückenschmerzen [63, 64, 65]. Hüppe et al. [32] fanden bei ihrer Erhebung in Deutschland psychische Symptome mit chronischen

Rückenschmerzen assoziiert. Vor diesem Hintergrund scheint das Ergebnis der vorliegenden Studie konsistent zu sein. Auffällig war jedoch, dass Studienteilnehmer mit chronischen Rückenschmerzen, die einer Arbeit nachgingen, ihre Stimmung nicht als schlechter beschrieben. Möglicherweise hat eine Berufstätigkeit bezüglich der Stimmungslage einen präventiven Wert und könnte eventuell auch psychische Begleiterkrankungen chronischer Schmerzen positiv beeinflussen. Unterschiede ließen sich jedoch bezüglich der Einschätzung des Gesundheitszustandes feststellen. Nicht-Erwerbstätige schätzten ihren Gesundheitszustand schlechter ein, wenn sie chronische Rückenschmerzen äußerten, während Erwerbstätige mit chronischen Rückenschmerzen höhere Werte angaben. Diese Beobachtung scheint den präventiven Charakter einer Berufstätigkeit bezüglich der psychischen Verfassung zu bestätigen. Dem Umstand, dass chronische Schmerzen in erheblichem Maße von der psychischen Struktur der Betroffenen abhängen bzw. Missstimmungen verursachen können, wird zum Beispiel in der Schmerztherapievereinbarung im ambulanten vertragsärztlichen Bereich Rechnung getragen [124]. Kann bei einem Schmerzpatienten in einem Zeitraum von zwei Jahren keine Besserung erzielt werden beziehungsweise wird die Therapie über zwei Jahre ausgedehnt, muss der Patient einem ärztlichen oder psychologischen Psychotherapeuten vorgestellt werden.

Im Alltag waren Studienteilnehmer vor allem mit ungünstigen Wohnverhältnissen konfrontiert. In der Gesamtstichrobe und in der Stichprobe der nicht erwerbstätigen Studienteilnehmer fielen Feuchtigkeit in der Wohnung und Enge der Wohnung auf bzw. erhöhten das Risiko für chronische Rückenschmerzen. Erwerbstätige berichteten neben der Feuchtigkeit auch von Dunkelheit in der Wohnung (siehe Seite 51 und Tabelle 32:, Seite 52).

Nicht aufgelöst werden kann durch die vorliegende Studie die Assoziation zwischen Enge der Wohnung und chronischen Rückenschmerzen. Denkbar wäre eine soziale Verschlechterung durch eine chronische Erkrankung, beispielsweise durch Berentung oder Verlust des Arbeitsplatzes, mit nachfolgender Notwendigkeit, in eine kleinere Wohnung zu ziehen. Möglich wäre jedoch auch, dass Menschen, die an chronischen Rückenschmerzen leiden, beginnen, ihre Wohnung als zu eng zu empfinden, da sie vermehrt Zeit zu Hause verbringen. Beispielsweise wäre denkbar, dass chronische Rückenschmerzen häufig zu Krankschreibung führt [2], was die Zeit in der eigenen Wohnung erhöht. Dafür spricht, dass sich für Nicht-Erwerbstätige mit chronischen Rückenschmerzen – die wahrscheinlich häufiger zu Hause verweilen als Berufstätige – kein Unterschied in der Größe der Wohnung beschreiben ließ, die Wohnung von diesen aber dennoch als zu eng empfunden wurde. Demgegenüber hatten

Erwerbstätige mit chronischen Rückenscherzen weniger Quadratmeter Wohnfläche zur Verfügung, empfanden ihre Wohnungen jedoch nicht als zu eng. Darüber hinaus gaben Erwerbstätige keine schlechtere Stimmung an, wenn sie an chronischen Rückenschmerzen litten, während Nicht-Erwerbstätige signifikant schlechter gelaunt waren, wenn sie chronische Rückenschmerzen angaben. Komorbiditäten von depressiven Erkrankungen sind, wie oben genannt, häufig im Zusammenhang mit chronischen Rückenschmerzen beschrieben worden. Eine durch Rückenschmerzen – und/oder Arbeitslosigkeit – ausgelöste schlechtere Stimmung im Sinne depressiver Episoden könnte auch zu einer negativeren Wahrnehmung der eigenen Umgebung führen.

Ob es einen kausalen Zusammenhang zwischen „feuchten" Wohnungen und Rückenschmerzen gibt, kann durch die vorliegende Studie nicht beantwortet werden. Ebenso wie die Feuchtigkeit in der Wohnung, scheint die subjektiv empfundene Enge einen Einflussfaktor darzustellen und in geringerem Maße auch eine dunkle Wohnung. Daraus kann geschlussfolgert werden, dass – neben der Situation am Arbeitsplatz – in stärkerem Maße als bisher die Wohnsituation und hier vor allem der subjektiv empfundene Zustand in den Fokus der Forschung gerückt werden sollte. In keiner der vorliegenden Studien wurden die Studienteilnehmer nach einer Selbsteinschätzung entsprechender Parameter gefragt. Da in der Literatur konsistent beobachtet worden ist, dass ein niedrigerer gesellschaftlicher Status die Chronifizierung von Rückenschmerzen begünstigt, könnte die Wohnsituation als Resultat eines niedrigeren Status eventuell Auswirkungen auf die Pathogenese haben. Als Resultat könnte dementsprechend angenommen werden, dass der objektive Status allein kein verlässlicher Risikofaktor ist, sondern nur im Zusammenhang mit der subjektiv empfundenen Situation als solcher in Erscheinung tritt. Im Rahmen von Präventionsmaßnahmen sollte diesem Umstand Rechnung getragen werden. Ein sozialer Abstieg durch chronische Rückenschmerzen durch Krankschreibung und/oder Arbeitsplatzverlust könnte, wie oben beschrieben, zur weiteren Verschlimmerung der Rückenschmerzen führen. An dieser Stelle sei darauf hingewiesen, dass zwischen 2006 und 2011 die Häufigkeit von Bandscheibenoperationen in Deutschland um 38%gestiegen ist [125]. 1995 konnten Boos et al. nachweisen, dass Studienteilnehmer, die Risikofaktoren ausgesetzt waren und keine Rückenschmerzen entwickelten, zu 76% Bandscheibenschäden (Protrusion, Extrusion oder Sequestration) aufwiesen, im Vergleich zu 96% in der Kontrollgruppe mit Rückenschmerzen [136]. Die Bandscheibenschäden wurden durch eine Magnetresonanz-Tomographie verifiziert. Der einzige große Unterschied in der Morphologie der Wirbelsäulen beider Gruppen fand sich bei Nervenwurzelkompressionen aufgrund der Bandscheibenläsionen. Bei 83% der Studienteilnehmer mit Rückenschmerzen und nur 22% der Studienteilnehmer ohne Rückenschmerzen konnten Nervenwurzelkompressionen festgestellt werden. Seitdem sind Zweifel aufgekommen, ob eine chirurgische Intervention bei einfachen Bandscheibenvorfällen eine sinnvolle Art der Therapie darstellt. Obwohl in der nationalen Versorgungsleitlinie Kreuzschmerz ein multi-modales Behandlungskonzept gefordert wird, scheint die operative Behandlung von Rückenschmerzen beziehungsweise Bandscheibenvorfällen weiter zuzunehmen; offensichtlich stellt das Vergütungssystem hier Fehlanreize. Die Prävention chronischer Rückenschmerzen spielt in Deutschland eine untergeordnete Rolle. Die Leitlinien und die Versorgungsrealität sind auf Behandlung, nicht auf Verhütung abgestellt. An die Kostenträger ist somit die Forderung zu stellen, die in wissenschaftlichen Publikationen herausgearbeiteten Risikofaktoren in Präventionsprogramme einfließen zu lassen und Fehlanreize in der Behandlung, insbesondere der operativen Behandlung, zu beseitigen. Aus eigener Erfahrung kann der Autor jedoch berichten, dass wissenschaftliche Erkenntnisse zum Beispiel auf Ebene von Verhandlungen der Selbstverwaltungsorgane oftmals gegenüber ökonomischen Interessen in den Hintergrund treten. Beispielsweise ist es nicht gelungen, sich über eine Qualitätssicherungsvereinbarung bezüglich Bandscheibenoperationen zu einigen, die zumindest eine Überprüfung der Diagnosestellung möglich machen würde. Aufgrund der hohen Krankheitslast und der damit hohen volkswirtschaftlichen Kosten, die durch Rückenschmerzen ausgelöst werden, ist ein Disease-Management-Programm (DMP) Rückenschmerz zu fordern, in das zum Beispiel Patienten aufgenommen werden könnten, die schon mindestens einmal wegen Rückenschmerzen medizinische Hilfe in Anspruch genommen haben. Wie der Stand der Forschung zeigt, sind frühere Rückenschmerzepisoden der stärkste Prädiktor für weitere Rückenschmerzen und eine Chronifizierung (siehe 1.4, Seite 12). Im Rahmen eines DMP könnte dem Stand der wissenschaftlichen Forschung strukturiert Rechnung getragen werden – zum Beispiel die Erkenntnisse zur subjektiv empfundenen Situation und Rückenschmerzen – und durch die damit verbundene Vergütung ein Anreiz zur Teilnahme der jeweiligen Leistungserbringer geschaffen werden.

4.3.12 Subjektive Belastungen am Arbeitsplatz

Erwerbstätige berichteten signifikant häufiger über Dunkelheit in der Wohnung, Lärm-, Licht- und schlechte Luftverhältnisse oder Gase bei der Arbeit, wenn sie von chronischen Rückenschmerzen betroffen waren (siehe Tabelle 21:, Seite 43). Keine Unterschiede fanden sich für die subjektive empfundene Arbeitsbelastung oder die Zufriedenheit mit der Arbeit (Tabelle 25:, Seite 47).

Leclerc et al. beschrieben einen Zusammenhang zwischen einfachen Tätigkeiten am Arbeitsplatz und chronischen Rückenschmerzen [36]. Hildebrandt et al. [25] fanden höhere Prävalenzraten im Bau-, Transport- und Baustoffgewerbe. Die nicht näher differenzierten „einfachen Tätigkeiten" und die von Hildebrandt et al. beschriebenen Branchen können potentiell als „laut" bezeichnet werden. Ferner ist in diesen Branchen auch regelmäßig von störenden Lichtverhältnissen und Luftverunreinigungen auszugehen. Insofern stehen die Ergebnisse dieser Arbeit im Einklang mit den im europäischen Vergleich gemachten Beobachtungen, dass die Arbeitsplatzsituation einen Einfluss auf die Entstehung und die Chronifizierung von Rückenschmerzen haben kann. Kein Einfluss konnte in der vorliegenden Studie bezüglich der Schwere der Tätigkeit gefunden werden, die von Björck-van Dijken et al. [38] gefunden wurde. Der Zusammenhang zwischen der körperlichen Anstrengung und dem Auftreten von chronischen Rückenschmerzen wurde in der Literatur häufig beschrieben [43, 45, 58, 83, 82, 126, 127, 128, 129,]. Leboeuf konnte 1991 zeigen, dass bestimmte Berufe ein erhöhtes Risiko implizierten, an Rückenschmerzen zu erkranken [130]. Stürmer et al. [49] untersuchten Studienteilnehmer in verschiedenen Bauberufen und fanden ebenfalls unterschiedliche Prävalenzraten und bestätigten damit vorangegangene Untersuchungen im gleichen Gewerbe [131, 132, 133]. Häufiges schweres Heben, Vibrationen und überwiegend sitzende Tätigkeit wurden beschrieben als Risikofaktoren von Ischialgien und Bandscheibenschäden [110, 134]. Damit ist erklärbar, warum einige Autoren einen Zusammenhang zwischen sitzender Tätigkeit und schwerer körperlicher Arbeit und Rückenschmerzen fanden [25, 135].

In der vorliegenden Studie wurde kein Zusammenhang mit der subjektiven Belastung am Arbeitsplatz gefunden. Dies bedeutet jedoch nicht, dass ein solcher Zusammenhang nicht besteht. Allerdings muss hier einschränkend die Studie von Volinn [50] genannt werden, die Zweifel an der These aufkommen lässt, dass Rückenschmerzen zwingend mit schwerer körperlicher oder belastender Arbeit assoziiert sind. In seiner Übersichtsarbeit zu epidemiologischen Studien über Rückenschmerzen in Ländern mit niedrigem Pro-Kopf-Einkommen stellte Volinn fest, dass in diesen Ländern zwar körperlich schwer gearbeitet wird, aber dennoch keine höheren, sondern teilweise niedrigere Prävalenzraten zu beobachten sind. Das lässt den Schluss zu, dass andere Faktoren als der Arbeitsplatz allein – zum Beispiel die subjektive Selbstbeurteilung – eine wesentliche Rolle spielen.

Picavet et al. [28] beschreiben die nicht erwerbstätige Bevölkerung als in erheblichem Maße von chronischen Rückenschmerzen betroffen, unter dieser insbesondere Frauen. Dies widerspricht den in der vorliegenden Arbeit gefundenen Ergebnissen. Frauen waren signifikant häufiger von chronischen Rückenschmerzen betroffen, sowohl in der Gesamtpopulation als auch unter Erwerbstätigen, jedoch nicht in der Stichprobe der nicht erwerbstätigen Studienteilnehmer.

Wie gezeigt, waren chronische Rückenschmerzen ein Dilemma des mittleren Alters, sie nahmen an Häufigkeit im Rentenalter wieder ab. Kohlmann et al. machten 1994 ähnliche Beobachtungen in Lübeck [52], internationale Studien untermauern dieses Ergebnis [24, 41, 42, 43, 44]. Dies könnte leicht dazu führen, dass das Hauptaugenmerk auf die erwerbstätige Bevölkerung gerichtet wird und Präventionsmaßnahmen im Hinblick auf die Wiedereingliederung in den Berufsalltag stattfinden. Das hätte zur Folge, dass Rentner in unzureichendem Maße von solchen Maßnahmen erfasst würden, obwohl sich auch in dieser Altersgruppe eine hohe Prävalenzrate von chronischen Rückenschmerzen gezeigt hat. Diese liegt freilich unter der der erwerbstätigen Bevölkerung, stellt für sich genommen aber immer noch ein ernstzunehmendes Problem dar. Nichtsdestotrotz muss eine sinnvolle Intervention und Prävention mit dem Arbeitsplatz verbunden sein. Wie gezeigt werden konnte, gaben Studienteilnehmer mit chronischen Rückenschmerzen signifikant häufiger Lärm-, Luft- oder Lichtbelastungen am Arbeitsplatz an. Eine sinnvolle Prävention sollte versuchen, den Betreffenden in seiner aktuellen Belastungssituation zu erreichen, bevor sich aus dem Arbeitsprozess heraus gesundheitliche Probleme ergeben, die – eventuell im Zusammenhang mit höheren Komorbiditäten – im Alter weiterhin in Erscheinung treten können. Das heißt aber auch, dass Arbeitgeber in stärkerem Umfang als bisher in die Prävention mit einbezogen werden müssen.

Williams et al. [137] stellten den Zusammenhang zwischen der Entstehung von chronischen Rückenschmerzen und der Unzufriedenheit am Arbeitsplatz dar. Sie konnten nachweisen, dass nach dem erstmaligen Auftreten von Rückenschmerzen das Risiko, nach sechs Monaten immer noch an diesen Schmerzen zu leiden, erhöht war, wenn die Betroffenen nicht zufrieden mit der

Arbeitsplatzsituation waren. Macfarlane et al. [138] machten ähnliche Beobachtungen. Auch in ihrer Studie korrelierte die Arbeitsunzufriedenheit mit der Rückenschmerzprävalenz. Dies konnten wir in der vorliegenden Arbeit nicht reproduzieren. Erwerbstätige mit chronischen Rückenschmerzen waren in der vorliegenden Arbeit nicht unzufriedener mit ihrem Job als Probanden ohne chronische Rückenschmerzen. Sie schätzen ihren Gesundheitszustand sogar besser ein (Tabelle 25:, Seite 47). Nicht-Erwerbstätige mit chronischen Rückenschmerzen schätzten ihren Gesundheitszustand schlechter ein (siehe Tabelle 26:, Seite 48). Möglicherweise ist die Erwerbslosigkeit ein weiterer Risikofaktor für eine Chronifizierung; dies kann jedoch aus den Ergebnissen dieser Arbeit nicht belegt werden.

Neben anderen Risikofaktoren stellen Hasenbring et al. den chronischen Stress im Beruf als einen Faktor der Chronifizierung heraus [139]. Hasenbring fordert daher, nicht nur die körperliche Beanspruchung, sondern auch die psychische Konstellation in einer Behandlung zu berücksichtigen. Ein Arbeitnehmer, der wegen Rückenschmerzen behandelt wird (zum Beispiel durch Krankengymnastik), aber in einer unangenehmen Arbeitsplatzsituation steht (zum Beispiel wegen Mobbing), könnte die Beschwerden dazu nutzen, nicht wieder mit dem Arbeitsplatz konfrontiert zu werden. Hasenbring stellt heraus, dass dies nicht im Sinne von Simulation aufzufassen ist. Vielmehr kann eine seelisch bedrückende Situation unbewusst Muskelverspannungen erzeugen, die wiederum die Chronifizierung begünstigen. So wäre bei dem oben genannten Arbeitnehmer idealerweise eine psychologische Beratung zu fordern. Diese müsste Strategien aufzeigen, mit der Arbeitsplatzsituation umzugehen. Interessant sind hier die Angaben der Hausfrauen. Wie dargestellt, wurden auch Hausfrauen nach ihrer Zufriedenheit mit dem Arbeitsplatz befragt. Das implizierte die Vorstellung, im Haushalt tätige Frauen genauso zu beurteilen wie Berufstätige und als Arbeitsplatz hier den Haushalt anzunehmen. Die Prävention der Chronifizierung von Rückenschmerzen nur auf die erwerbstätige Bevölkerung zu richten, würde dem Problem nicht gerecht. Frauen werden als Hausfrauen nicht von ihren täglichen Pflichten entbunden, also krankgeschrieben, wenn sie Rückenschmerzen haben. Somit fallen sie aus der in der Einleitung erwähnten Statistik der Sozialversicherungsträger heraus. Da sich die derzeitige Diskussion vermehrt um die Wiedereingliederung in den Arbeitsalltag zu drehen scheint, muss befürchtet werden, dass bestimmte Gruppen (zum Beispiel Hausfrauen, Rentner) nicht beachtet werden.

4.3.13 Religiosität

Das wohl auffallendste Ergebnis dieser Untersuchung war die Assoziation zwischen chronischen Rückenschmerzen und der Wichtigkeit einer Religion und einer Kirche, welches sowohl in der Gesamtstichprobe unter den Erwerbstätigen und Nicht-Erwerbstätigen und den Nicht-Erwerbstätigen unter 65 Jahren konsistent war (siehe Tabelle 15:, Seite 37; Tabelle 25:, Seite 47; Tabelle 26:, Seite 48). Darüber hinaus waren die Religionszugehörigkeiten zwischen Probanden mit und ohne chronischen Rückenschmerzen sowohl in der Gesamtstichprobe als auch unter den Erwerbstätigen und den Nicht-Erwerbstätigen über 65 Jahre ungleich verteilt. Unter den Nicht-Erwerbstätigen insgesamt wurde keine Ungleichverteilung gesehen (siehe Tabelle 12:, Seite 35; Tabelle 18:, Seite 41; Tabelle 23:, Seite 44). In allen Subgruppeanalysen konnte der katholische Glaube für diesen Zusammenhang herausgearbeitet werden. Probanden katholischen Glaubens gaben sowohl in der Gesamtstichprobe unter den Erwerbstätigen als auch in der Gruppe der Nicht-Erwerbstätigen über 65 Jahre signifikant häufiger chronische Rückenschmerzen an (siehe Tabelle 13:, Seite 36; Tabelle 19:, Seite 42; Tabelle 24:, Seite 45). Katholische Probanden waren in der Gesamtstichprobe und in der Gruppe der Erwerbstätigen älter als Probanden anderen Glaubens. In der Gesamtstichprobe fanden sich mehr Katholikinnen mit einem Odds Ratio von 1,21 (1,06 – 1,38), in der Gruppe der Erwerbstätigen waren keine Geschlechtsunterschiede feststellbar (siehe Tabelle 14:, Seite 36; Tabelle 20:, Seite 42). Das Risiko für Katholiken für chronische Rückenschmerzen in der Gesamtstichprobe lag bei einer Odds Ratio von 1,12 (1,05 – 1,2). Es war in der Gruppe der Erwerbstätigen konsistent mit gleicher Odds Ratio von 1,12 (1,03 – 1,22) und stieg in der Gruppe der nicht Erwerbstätigen über 65 Jahre auf 3,78 (1,85 – 7,72) (siehe Tabelle 14:, Seite 36; Tabelle 19:, Seite 42; Tabelle 24:, Seite 45). Darüber hinaus konnte festgestellt werden, dass das Risiko für evangelische Probanden geringer war, an chronischen Rückenschmerzen zu leiden, wenn sie erwerbslos und über 65 Jahre alt waren (siehe Tabelle 24:, Seite 45). Katholiken gaben in allen Stichproben höhere Werte für die Wichtigkeit einer Religion und einer Kirche an (siehe Tabelle 27:; Tabelle 28:; Tabelle 29:, Seite 49; Tabelle 30:, Seite 50). Die Grenzen der Generalisierbarkeit der Daten aufgrund des geringen Ausländeranteils sind bereits diskutiert worden. Es ist dementsprechend anzunehmen, dass Einflüsse von nicht-christlichen Religionen in der vorliegenden Arbeit unterschätzt wurden. Auffällig ist, dass sich zwischen dem katholischen und evangelischen Glauben bezüglich des Vorhandenseins chronischer Rückenschmerzen Unterschiede herausarbeiten lassen. Wie gezeigt hatten Katholiken ein höheres Risiko, an chronischen Rückenschmerzen zu leiden, als evangelische Christen, die sogar in der Subpopulation der über 65-jährigen erwerbslosen Probanden ein geringeres Risiko hatten.

Ein positiver Effekt auf die Gesundheit bzw. das Outcome bei bestimmten Erkrankungen durch Religion und Glauben wird derzeit kontrovers diskutiert. Krucoff et al. und Benson et al. konnten keine positiven Effekte von Fürbitten und Gebeten auf den Heilungsprozess von kardiologischen Patienten, die durch operative Interventionen behandelt wurden, finden [68, 69]. Benson et al. konnten sogar Assoziationen zwischen Komplikationen und dem Glauben bei kardiologischen Patienten feststellen. Nach Murken et al. kann die Einstellung bzw. Religiosität einen positiven Effekt auf den Umgang mit einer Erkrankung haben. *„Hochreligiöse"* Brustkrebspatientinnen setzten sich konstruktiv mit ihrer Erkrankung auseinander, wenn sie von einem gnädigen, nicht strafenden Gott ausgingen. Demgegenüber war die Wahrnehmung eines strafenden Gottes mit depressiven Symptomen und Angstzuständen assoziiert [70]. Diese Beobachtungen scheinen in der Arbeit von Pargament et al. konsistent. Gingen Patienten von einem eher strengen, strafenden Gott aus, stieg ihr Sterberisiko innerhalb von zwei Jahren um bis zu 30% [71].

Es ist belegt, dass Menschen mit chronischen Schmerzen in Spiritualität und Religion eine Bewältigungsstrategie sehen können, insbesondere, wenn andere Versorgungsformen versagen oder nicht den gewünschten Effekt mit sich bringen [72, 73, 74, 75]. Keefe und Dolan belegten einen Einfluss von Religiosität speziell für chronische Rückenschmerzen [73]. Probanden, die sich als religiös bezeichneten, gaben höhere Schmerzstärken an. Demgegenüber gibt es Längsschnittstudien, die zeigen, dass Religiosität und Spiritualität positive Auswirkungen auf die Schmerzstärken bei Probanden mit chronischen Schmerzen haben können und mit einer verbesserten Stimmung der Probanden korrelieren [76, 77].

Rippentrop et al. untersuchten die religiöse Einstellung als Prädiktoren für die körperliche und mentale Gesundheit unter Probanden mit chronischen Schmerzen. Die Unmöglichkeit zu vergeben und Ärger auf Gott waren mit geringerer körperlicher und geistiger Gesundheit korreliert als in der Vergleichsgruppe ohne chronische Schmerzen [78].

Die Kausalität von chronischen Schmerzen mit religiöser Einstellung ist bislang nicht belegt. Diskutiert wird nach dem Stressoren-Modell von Ellison und Levin [79], dass Menschen durch Stress – wie chronischem Schmerz – dazu veranlasst werden, ihre Religion stärker auszuleben – oder erst wahrzunehmen – in der Hoffnung auf Linderung oder Vergebung.

Die Ergebnisse bezüglich des Zusammenhangs von Religiosität und Rückenschmerzen scheinen zum gegenwärtigen Zeitpunkt nicht konsistent zu sein. Es scheint jedoch, dass ein eher positiver Glaubensbegriff auch positive Auswirkungen auf Schmerzen, die Schmerzwahrnehmung und Verarbeitung haben könnte. Der Einfluss von Glauben, Religiosität und Spiritualität auf die Chronifizierung von Rückenschmerzen ist bislang nicht belegt. Insbesondere für Deutschland sind bisher keine Studien veröffentlicht worden, die diese Zusammenhänge zum Thema hatten.

Wir konnten nicht darstellen, ob die Probanden, insbesondere die Katholiken, von einem eher strafenden Gott ausgingen. Wie oben beschrieben, ist für Menschen, die von einem strafenden Gott ausgingen, ein höheres Risiko für Erkrankungen beschrieben worden, insbesondere für Schmerzen. Sollten ältere erwerbslose Katholikinnen also von einem strafenden Gott ausgehen, wäre im Einklang mit den Ergebnissen der Literatur das Ergebnis unsere Arbeit erklärbar. Wenn darüber hinaus evangelische Christen ein positiveres Gottesbild haben, wäre auch das geringere Risiko unter ihnen für chronische Rückenschmerzen erklärbar. Dies sind Mutmaßungen. Nach Rücksprache mit einem Theologen können wir durchaus „strafende" Tendenzen im katholischen Glauben ausmachen: Das Beichten und die nachfolgende Bußhandlung, die im evangelischen Glauben fehlt, kann durchaus als strafend betrachtet werden. Demgegenüber glauben evangelische Christen an die Vergebung der Sünden durch den Opfergang Jesu Christi, eine weitere Strafe ist nicht vorgesehen. Ob jedoch Katholiken in ihrem Selbstverständnis von einem strafenden Gott ausgehen und evangelische Christen nicht, ist an dieser Stelle nicht zu beantworten.

Geht man von dem Stressoren-Modell von Ellison und Levin [79] aus, nach dem Menschen durch Stress – wie chronischen Schmerz – dazu veranlasst werden, ihre Religion stärker auszuleben oder erst wahrzunehmen in der Hoffnung auf Linderung oder Vergebung, könnten sich die betroffenen Katholiken erst durch ihren Schmerz auf ihren Glauben „besonnen" haben und ihn als wichtig wahrnehmen. Somit wäre daher nicht die Religiosität der Risikofaktor für den chronischen Rückenschmerz, sondern die Erkrankung würde zu *erhöhter* Religiosität führen. Eine abschließende Einschätzung kann jedoch auf Grundlage einer Querschnittserhebung nicht erfolgen.

Ziel der vorliegenden Arbeit war es, Anhaltspunkte für Präventionsmaßnahmen herauszuarbeiten. Es bleibt festzustellen, dass es nach Ergebnissen dieser Arbeit und dem Stand der Wissenschaft notwendig ist, spirituelle und religiöse Einstellungen sowohl als mögliche Risikofaktoren als auch als Ansatzpunkte in der Prävention und Behandlung zu betrachten. Die

Vermittlung einer konstruktiven eher positiven Einstellung gegenüber der Erkrankung könnte für religiös eingestellte Menschen auch über ihren jeweiligen Glauben erfolgen.

Der Einfluss von Glauben, Religiosität und Spiritualität auf die Chronifizierung von Rückenschmerzen ist bislang nicht eindeutig belegt. Insbesondere für Deutschland sind bisher keine Studien veröffentlicht worden, die diese Zusammenhänge zum Thema hatten.

4.4 SCHLUSSFOLGERUNGEN

Ziel der Arbeit war es, Anhaltspunkte für Präventionsmaßnahmen zur Verhinderung chronischer Rückenschmerzen herauszuarbeiten, die durch weitergehende Analysen vertieft und in konkrete Konzepte umgesetzt werden sollten.

Auf Grundlage der Ergebnisse dieser Arbeit ist zu fordern, dass präventive Maßnahmen nicht nur auf die erwerbstätige Bevölkerung abgestellt sein sollten. Frauen, insbesondere ältere nicht erwerbstätige Frauen katholischen Glaubens hatten ein erhöhtes Risiko für chronische Rückenschmerzen. Darüber hinaus schätzten Nicht-Erwerbstätige ihren Gesundheitszustand und ihre Stimmung schlechter ein, wenn sie an chronischen Rückenschmerzen litten. Eine schlechte Stimmungslage bis hin zur Depressivität ist in der Literatur als Risikofaktor für Rückenschmerzen und deren Chronifizierung belegt. Ferner ist der Wohnsituation der Betroffenen entsprechend Rechnung zu tragen. Beispielsweise sollten die Betroffenen über ihre Wohnsituation befragt werden, um schädlichen Einfluss eruieren zu können, wie zum Beispiel Feuchtigkeit.

Bei der Konzeptionierung von Präventionsmaßnahmen ist weiterhin zu fordern, stärker als bisher religiöse Einstellungen zu berücksichtigen, negative Einstellungen, die daraus resultieren als Warnhinweise wahrzunehmen und Religiosität und Spiritualität als positive Bewältigungsstrategien nutzbar zu machen. Darüber hinaus sollte in Längsschnittuntersuchungen die Kausalität von Religiosität und der Chronifizierung von Rückenschmerzen untersucht werden.

Bei der Betrachtung der Arbeitswelt sollte nicht nur auf Tätigkeiten abgestellt werden, die durch mechanische Belastungen den Rücken direkt schädigen können, sondern im Rahmen von Sensibilisierungen der Arbeitnehmer und Arbeitgeber auch auf das Risiko schlechter Belüftungs- und Lichtverhältnisse und Lärm hingewiesen werden, um den schädlichen Einfluss zu vermeiden.

Darüber hinaus ist zu fordern, dass die Erkenntnisse über chronische Rückenschmerzen zum Beispiel im Rahmen eines DMP genutzt werden sollten, um Fehlanreize in der Behandlung zu vermeiden. In diesem Zusammenhang könnten die von uns gemachten Beobachtungen – neben den Erkenntnissen der Literatur zum Thema – genutzt werden.

Abbildungsverzeichnis:

Abbildung 1 : Prävalenzen von chronischen Rückenschmerzen 2003 vs 2009 12

Abbildung 2: Altersverteilung nach Kohorten 25

Abbildung 3: Einkommensverteilung (12% machten keine Angaben zum Nettoeinkommen) 30

Abbildung 4: Gruppenzuordnung in der Gesamtstichprobe 31

Abbildung 5: Prävalenz chronischer Rückenschmerzen nach Geschlecht und Alter 33

Tabellenverzeichnis

Tabelle 1: Krankheitskosten in Mio. € für Deutschland (Krankheitskostenrechnung, Statistisches Bundesamt 2008) 6

Tabelle 2: Prävalenzen von Rückenschmerzen und chronischen Rückenschmerzen in der Literatur 10

Tabelle 3: Items des telefonischen Interviews bezüglich soziodemographischer Situation 21

Tabelle 4: Items des telefonischen Interviews bezüglich der subjektiv empfundenen Lebenssituation 21

Tabelle 5: Items des telefonischen Interviews bezüglich der Schmerzanamnese 22

Tabelle 6: Aufteilung der Non–Responder 24

Tabelle 7: Altersverteilung 25

Tabelle 8: Altersverteilung in Kohorten nach Geschlecht im Vergleich mit dem Mikrozensus (Berliner Statistik, 1995) 26

Tabelle 9: Staatsangehörigkeit im Vergleich mit dem Mikrozensus 27

Tabelle 10: Bildungsniveau nach Geschlecht 28

Tabelle 11: Berufstätigkeit nach Geschlechtern 29

Tabelle 12: 6-Monatsprävalenz chronischer Schmerzen in der Stichprobe 32

Tabelle 13: Soziodemographische Parameter der Gruppen mit und ohne chronische Rückenschmerzen (*Gesamtstichprobe*) 35

Tabelle 14: Unterschiede der Religionszugehörigkeit der Gruppen mit und ohne chronische Rückenschmerzen (*Gesamtstichprobe*) 36

Tabelle 15: Alters- und Geschlechtsverteilung in der Gruppe katholischen Glaubens im Vergleich zu allen anderen Religionszugehörigkeiten* (*Gesamtstichprobe*) 36

Tabelle 16: Psychosoziale Parameter gemäß NMR der Gruppen mit und ohne chronische Rückenschmerzen (*Gesamtstichprobe*) 37

Tabelle 17: Subjektive Belastungen in der häuslichen Umgebung der Gruppen mit und ohne chronische Rückenschmerzen (*Gesamtstichprobe*) 38

Tabelle 18: Vergleiche der Subgruppen *Erwerbstätige* und *Nicht-Erwerbstätige* anhand soziodemographischer Faktoren 40

Tabelle 19: Soziodemographische Parameter der Gruppen mit und ohne chronische Rückenschmerzen (*Erwerbstätige*) 41

Tabelle 20: Unterschiede der Religionszugehörigkeit (*Erwerbstätige*) 42

Tabelle 21: Alters- und Geschlechtsverteilung in der Gruppe *katholischen Glaubens* im Vergleich zu allen anderen Religionszugehörigkeiten* (*Erwerbstätige*) 42

Tabelle 22: Soziodemographische Parameter der Gruppen mit und ohne chronische Rückenschmerzen (*Nicht–Erwerbstätige*) 43

Tabelle 23: Geschlecht und Religionszugehörigkeit in den Gruppen mit und ohne chronische Rückenschmerzen (*Nicht–Erwerbstätige unter 65 Jahren*) 44

Tabelle 24: Geschlecht und Religionszugehörigkeit in den Gruppen mit und ohne chronische Rückenschmerzen (*Nicht–Erwerbstätige über 65 Jahren*) 44

Tabelle 25: Unterschiede der Religionszugehörigkeit in den Gruppen mit und ohne chronische

Rückenschmerzen (*Nicht-Erwerbstätige über 65 Jahren*) 45
Tabelle 26: Psychosoziale Parameter gemäß NMR* der Gruppen mit und ohne chronische
Rückenschmerzen (*Erwerbstätige*) 47
Tabelle 27: Psychosoziale Parameter gemäß NMR* der Gruppen mit und ohne chronische
Rückenschmerzen (*Nicht–Erwerbstätige*) 48
Tabelle 28: Wichtigkeit einer Kirche und der Religion unter Probanden katholischen Glaubens
(*Gesamtstichprobe*) 49
Tabelle 29: Wichtigkeit einer Kirche und der Religion unter Probanden katholischen Glaubens
(*Erwerbstätige*) 49
Tabelle 30: Wichtigkeit einer Kirche und der Religion unter Probanden katholischen Glaubens (*Nicht-Erwerbstätige*) 49
Tabelle 31: Wichtigkeit einer Kirche und der Religion unter Probanden katholischen Glaubens (*Nicht-Erwerbstätige über 65 Jahre*) 50
Tabelle 32: Subjektive Belastungen am Arbeitsplatz und in der häuslichen Umgebung (*Erwerbstätige*) 51
Tabelle 33: Subjektive Belastungen in der häuslichen Umgebung (*Nicht–Erwerbstätige*) 52

Literaturverzeichnis

1 Robert Koch–Institut. Gesundheitsberichterstattung des Bundes, Heft 53 Rückenschmerz. Berlin, 2012: 7.

2 Statistisches Bundesamt. Gesundheit Krankheitskosten. Wiesbaden, 2010: 36.

3 Bolten W, Kempel–Waibel A, Pforringer W. Analyse der Krankheitskosten bei Rückenschmerzen. Medizinische Klinik 1998;93:388-393.

4 AOK–Bundesverband. Krankheitsartenstatistik. Berlin, 1996.

5 Tulder MW van, Koes BW, Bouter LM. A cost–of–illness study of back pain in The Netherlands. Pain 1995;62:233-240.

6 Waddell G. The problem. In:The back pain revolution. Edinburgh: Churchill Livingstone, 1998:1.

7 Norlund A, Waddell G. Cost of back pain in some OECD countries. In: Nachemson AL, Jonsson E (eds). Neck and Back Pain: The Scientific Evidence of Causes, Diagnosis, and Treatment. Philadephia: Williams & Wilkins Lippincott, 2000;421-425.

8 Kohlmann T. Die Chronifizierung von Rückenschmerzen. Ergebnisse eines internationalen WHO-Workshops. Bundesgesundheitsbl-Gesundheitsforsch-Gesundheitsschutz 2003;46:327-335.

9 Luo X, Pietrobon R, Sun SX, Liu GG, Hey L. Estimates and patterns of direct health care expenditures among individuals with back pain in the United States. Spine 2004;29:79-86.

10 Tilscher H, Thomaske G. Rücken und Kreuzschmerzen. Weinheim: edition medizin, 1989.

11 Bundesärztekammer (BÄK), Kassenärztliche Bundesvereinigung (KBV), Arbeitsgemeinschaft der Wissenschaftlichen Medizinischen Fachgesellschaften (AWMF). Nationale Versorgungsleitlinie Kreuzschmerz – Langfassung. Version 4. 2010, zuletzt verändert: August 2013. Available from: http://www.kreuzschmerz.versorgungsleitlinien.de; [cited: 29.01.2015]; DOI: 10.6101/AZQ/000149:40.

12 AOK–Bundesverband. Krankheitsartenstatistik. Berlin, 2008.

13 Nilges P. Psychologische Mechanismen der Chronifizierung. In: Standl T, Schulte am Esch J, Meede RD, Schäfer M, Bardenheuer HJ. Schmerztherapie: Akutschmerz–Chronischer Schmerz–Palliativmedizin. Stuttgart: Georg Thieme Verlag, 2010:43.

14 Korff M Von, Ormel J, Keefe F, Dworkin SF. Grading the severity of chronic pain. Pain 1992;50:133-149.

15 Bonica JF. The management of chronic pain. Philadelphia – New York: Lea und Filbinger, 1990:1629

16 Nilges P. Psychologische Mechanismen der Chronifizierung. In: Standl T, Schulte am Esch J, Meede RD, Schäfer M, Bardenheuer HJ. Schmerztherapie: Akutschmerz–Chronischer Schmerz–Palliativmedizin. Stuttgart: Georg Thieme Verlag, 2010:39.

17 Raspe H, Hüppe A, Matthis C. Theorien und Modelle der Chronifizierung: Auf dem Weg zu einer erweiterten Definition chronischer Rückenschmerzen. Schmerz 2003;17:359-366

18 Kröner-Herwig B. Chronischer Schmerz – Eine Gegenstandsbestimmung. In: Basler HD, Franz C, Kröner-Herwig B, Rehfisch HP, Seemann H (Hrsg). Psychologische Schmerztherapie: Grundlagen, Diagnostik, Krankheitsbilder, Behandlung. Berlin Heidelberg New York: Springer, 1999: 3-21.

19 Kröner-Herwig B. Rückenschmerz. Göttingen: Hogrefe, 2000.

20 Gerbershagen HU, Waisbrod H. Chronic pain management. Part I: factor involved in comprehensive pain patient care evaluation. Schmerz 1986;2:55-59.

21 Loeser JD. Concepts of pain. In: Stanton-Hicks M, Boas R (eds). Chronic low back pain. NewYork: Raven Press, 1982:145-148.

22 Kohlmann T, Raspe H. Zur Graduierung von Rückenschmerzen. Ther Umsch 1994 Jun;51(6):375-8.

23 Flor H, Turk CD. Chronic back pain and rheumatoid arthritis: predicting pain and disability from cognitive variables. J Behav Med 1988;11:251-265.

24 Andersson HI, Ejlertsson G, Leden I, Rosenberg C. Chronic pain in a geographically defined general population: studies of differences in age, gender, social class, and pain localization. Clin J Pain 1993;9: 174-182.

25 Hildebrandt VH. Back pain in the working population: prevalence rates in Dutch trades and professions, Ergonomics. Spine 1995;38:1283-1298.

26 Hillman M, Wright A, Rajaratnam G, Tennant A, Chamberlain MA. Prevalence of low back pain in the community: implications for service provision in Bradford, UK. J Epidemiol Community Health. 1996;50(3):347-52.

27 Smith BH, Elliott AM, Hannaford PC. Factors related to the onset and persistence of chronic back pain in the community: results from a general population follow–up study. Spine 2004;29:1032-1040.

28 Picavet HS, Schouten JS, Smit HA. Prevalence and consequences of low back problems in The Netherlands, working vs non–working population, the MORGEN–Study. Monitoring Project on risk factors for chronic disease. Public Health 1999;113(2):73-77.

29 Andrianakos A, Trontzas P, Christoyannis F, Dantis P, Voudouris C, Georgountzos A, Kaziolas G, Vafiadou E, Pantelidou K, Karamitsos D, Kontelis L, Krachtis P, Nikolia Z, Kaskani E, Tavaniotou E, Antoniades C, Karanikolas G, Kontoyanni A; ESORDIG Study. Prevalence of rheumatic diseases in Greece: a cross–sectional population based epidemiological study. The ESORDIG Study. J Rheumatol. 2003 Jul;30(7):1589-601.

30 Hestbaek L, Leboeuf–Yde C, Engberg M, Lauritzen T, Bruun NH, Manniche C. The course of low back pain in a general population. Results from a 5–year prospective study. J Manipulative Physiol Ther 2003;26(4):213-9.

31 Picavet HS, Schouten JS. Musculoskeletal pain in the Netherlands: prevalences, consequences and risk groups, the DMC(3)–study. Pain 2003;102(1-2):167-78.

32 Hüppe A, Brockow T, Raspe H. Chronische ausgebreitete Schmerzen und Tender Points bei Rückenschmerzen in der Bevölkerung. Z Rheumatol 2004;63(1):76-83.

33 Neuhauser H, Ellert U, Ziese T. Chronische Rückenschmerzen in der Allgemeinbevölkerung in Deutschland 2002/2003: Prävalenz und besonders betroffene Bevölkerungsgruppen. Gesundheitswesen 2005 Oct;67(10):685-93.

34 Salaffi F, De Angelis R, Grassi W, MArche Pain Prevalence; INvestigation Group (MAPPING) study. Prevalence of musculoskeletal conditions in an Italian population sample: results of a regional community-based study. I. The MAPPING study. Clin Exp Rheumatol 2005 Nov-Dec;23(6):819-28.

35 Guez M, Hildingsson C, Nasic S, Toolanen G. Chronic low back pain in individuals with chronic neck pain of traumatic and non-traumatic origin: a population-based study. Acta Orthop 2006 Feb;77(1):132-7.

36 Leclerc A, Chastang JF, Ozguler A, Ravaud JF. Chronic back problems among persons 30 to 64 years old in France. Spine 2006 Feb 15;31(4):479-84.

37 Schmidt CO, Raspe H, Pfingsten M, Hasenbring M, Basler HD, Eich W, Kohlmann T. Back pain in the German adult population: prevalence, severity, and sociodemographic correlates in a multiregional survey. Spine 2007 Aug 15;32(18):2005-11.

38 Björck–van Dijken C, Fjellman-Wiklund A, Hildingsson C. Low back pain, lifestyle factors and physical activity: a population based-study. J Rehabil Med 2008 Nov;40(10):864-9.

39 Heuch I, Hagen K, Heuch I, Nygaard Ø, Zwart JA. The impact of body mass index on the prevalence of low back pain: the HUNT study. Spine 2010 Apr 1;35(7):764-8.

40 Svensson HO, Andersson GBJ, Johansson S, Wilhelmsson C, Vedin A. A retrospective study of low back pain in 38 to 64 year old women: Frequency of occurrence and impact on medical services. Spine 1982;13: 548-552.

41 Biering-Sørensen F. A. prospective study of low back pain in a general population: I. Occurrence, recurrence and aetiology. Scand-J-Rehabil-Med 1983;15:71-79.

42 Deyo RA, Tsui-Wu YJ. Descriptive epidemiology of low back pain and its related medical care in the United States. Spine 1987;12:264-268.

43 Heliövaara M. Descriptive epidemiology and public health aspects of low back pain. Ann–Med 1989;21:327-333.

44 Papageorgiou AC. Review of UK data on the rheumatic diseases-7. Low back pain. Br-J-Rheumatol 1991;30:208-210.

45 Skovron ML, Szpalski M, Nordin M, Melot C, Cukier D. Sociocultural factors and back pain. A population based study in Belgian adults. Spine 1994;19:129-37.

46 Bornkessel P. Interdisziplinäre Kooperation in der Prävention und Therapie des Rückenschmerzes. Der Schmerz 1995;9:93-95.

47 Hart LG, Deyo RA, Cherkin DC. Physician office visits low back pain. Spine 1995;20:11-19.

48 Berger–Schmitt G, Kohlmann T, Raspe H. Rückenschmerzen in Ost– und Westdeutschland. Gesundheitswesen 1996;58:519-524.

49 Stürmer T, Luessenhoop S. Construction work and low back disorder. Spine 1997;22:2558-2563.

50 Volinn E. The epidemiology of low back pain in the rest of the world. Spine 1997;22:1747-1754.

51 Hutten MM, Hermens HJ. Relationships between isoinertial lumbar dynamometry parameters and demographic parameters in chronic low back pain patients. Eur-Spine-J 1998;7(6):454-460.

52 Kohlmann T. Rückenschmerzen in der Lübecker Bevölkerung – Syndrome, Krankheitsverhalten und Versorgung. Föderschwerpunkt Rheumaepidemiologie des Bundesministers für Forschung und Technologie, Abschlußbericht. Institut für Sozialmedizin der medizinischen Universität Lübeck, 1994.

53 Schmidt CO, Kohlmann T. Was wissen wir über das Symptom Rückenschmerz? Epidemiologische Ergebnisse zu Prävalenz, Inzidenz, Verlauf, Risikofaktoren. Z Orthop 2005;143:292-298.

54 Leboeuf-Yde C. Body weight and low back pain. A systematic literature review of 56 journal articles reporting on 65 epidemiologic studies. Spine 2000;25:226-237.

55 Leboeuf-Yde C. Alcohol and low–back pain: a systematic literature review. A systematic literature review. Spine 2000;23:343-346.

56 Leboeuf-Yde C. Smoking and low back pain. A systematic literature review of 41 journal articles reporting 47 epidemiologic studies. Spine 2000;24:1463-1470.

57 Croft PR, Papageorgiou AC, Thomas E, Macfarlane GJ, Silman AJ. Shortterm physical risk factors for new episodes of low back pain. Prospective evidence from the South Manchester Back Pain Study. Spine 1999;24:1556-1561.

58 Hoogendoorn WE, Poppel MN van, Bongers PM, Koes BW, Bouter LM. Physical load during work and leisure time as risk factors for back pain. Scand J Work Environ Health 1999;25:385-386.

59 Latza U, Kohlmann T, Deck R, Raspe H. Influence of occupational factors on the relation between socioeconomic status and self-reported back pain in a population–based sample of German adults with back pain. Spine 2000;25:1390-1397.

60 Linton SJ. Occupational psychological factors increase the risk for back pain: a systematic review. J Occup Rehabil 2001;11:53-66.

61 Raspe H. Back pain. In: Silman A, Hochberg A (eds). Epidemiology of the rheumatic diseases. Oxford: Oxford University Press, 2001:309-338.

62 Hartvigsen J, Bakketeig LS, Leboeuf-Yde C, Engberg M, Lauritzen T. The association between physical workload and low back pain clouded by the "healthy worker" effect: population-based cross-sectional and 5-year prospective questionnaire study. Spine 2001;26:1788-1792.

63 Linton SJ. A review of psychological risk factors in back and neck pain. Spine 2000;25:1148-1156.

64 Picavet HS, Vlaeyen JW, Schouten JS. Pain catastrophizing and kinesiophobia: predictors of chronic low back pain. Am J Epidemiol 2002;156:1028-1034.

65 Pincus T, Burton AK, Vogel S, Field AP. A systematic review of psychological factors as predictors of chronicity/disability in prospective cohorts of low back pain. Spine 2002;27:109-120.

66 Schnabel U. Die Vermessung des Glaubens. München: Blessing Verlag, 2010:169.

67 Sloan R. Blind Faith. The unholy alliance of Religion and Medicine. New York: St. Martin's Press, 2006.

68 Krucoff MW, Crater SW, Gallup D, Blankenship JC, Cuffe M, Guarneri M, Krieger RA, Kshettry VR, Morris K, Oz M, Pichard A, Sketch MH Jr, Koenig HG, Mark D, Lee KL. Music, imagery, touch, and prayer as adjuncts to interventional cardiac care: the Monitoring and Actualisation of Noetic Trainings (MANTRA) II randomised study. Lancet 2005;366:211-7.

69 Benson H, Dusek JA, Sherwood JB, Lam P, Bethea CF, Carpenter W, Levitsky S, Hill PC, Clem DW Jr, Jain MK, Drumel D, Kopecky SL, Mueller PS, Marek D, Rollins S, Hibberd PL. Study of the Therapeutic Effects of Intercessory Prayer (STEP) in cardiac bypass patients: a multicenter randomized trial of uncertainty and certainty of receiving intercessory prayer. Am Heart J 2006 Apr;151(4):934-42.

70 Murken S. Schmerz und Glauben. Schmerz 2010;24:439-440.

71 Pargament KI, Koenig HG, Tarakeshwar N, Hahn J. Religious struggle as a predictor of mortality among medically ill elderly patients: a 2–year longitudinal study. Arch Intern Med 2001 Aug 13–27;161:1881-5.

72 Ashby JS, Lenhart RS. Prayer as a coping strategy for chronic pain patients. Rehabil Psychol 1994;39:205-9.

73 Keefe FJ, Dolan E. Pain behavior and pain coping strategies in low back pain and myofascial pain dysfunction syndrome patients. Pain 1986;24:49-56.

74 Keefe FJ, Affleck G, Lefebvre JC, Starr K, Caldwell DS, Tennen H. Coping strategies and coping efficacy in rheumatoid arthritis: a daily process analysis. Pain 1997;69:43-8.

75 Rosenstiel AK, Keefe FJ. The use of coping strategies in chronic low back pain patients: relationship to patient characteristics and current adjustment. Pain 1983;17:33-44.

76 Turner JA, Clancy S. Strategies for coping with chronic low back pain: relationship to pain and disability. Pain 1986;24:355-64.

77 Keefe FJ, Affleck G, Lefebvre J, Underwood L, Caldwell DS, Drew J, Egert J, Gibson J, Pargament K. Living with rheumatoid arthritis: the role of daily spirituality and daily religious and spiritual coping. J Pain 2001;2:101-10.

78 Rippentrop EA, Altmaier EM, Chen JJ, Found EM, Keffala VJ. The relationship between religion/spirituality and physical health, mental health, and pain in a chronic pain population. Pain 2005 Aug;116(3):311-21.

79 Ellison CG, Levin JS. The religion-health connection: evidence, theory, and future directions. Health Educ Behav 1998;25:700-20.

80 Gyntelberg F. One year incidence of low back pain among male residents of copenhagen aged 40–59. Danish Medical Bulletin 1973;21:30-36.

81 Kelsey JL, White AA. Epidemiology and impact of low-back pain. Spine 1980;5:133-142.

82 Svensson HO, Andersson, GBJ. The relationship of low back pain, work history, work environment, and stress: a retrospective cross–sectional study of 38– to 64–year–old women. Spine 1989;14:517-522.

83 Rohrer MH, Santos-Eggimann B, Paccaud F, Haller-Maslov E. Epidemiologic study of low back pain in 1398 Swiss conscripts between 1985 and 1992. Eur-Spine-J 1994;3:2-7.

84 Leboeuf-Yde C, Klougart N, Lauritzen T. How common is low back pain in the Nordic population?, Spine 1996;21:1518-1525.

85 Atteslander P. Methoden der empirischen Sozialforschung. Berlin – New York: Walter de Gruyter Verlag, 1991.

86 Brosius F. SPSS 19. Heidelberg München Landsberg Frechen Hamburg: mitp Verlag, 2011.

87 Bress, D. Gesundheitsförderung – Leistungen zur Förderung der Gesundheit sowie zur Verhütung und Früherkennung von Krankheiten. Fortbildung und Praxis 105. Sankt Augustin: Asgard Verlag, 1993:13-204

88 Sandvoß HR. Widerstand 1933–1945. Widerstand in einem Arbeiterbezirk Wedding. 2. veränderte und ergänzte Auflage. Berlin: Gedenkstätte Deutscher Widerstand (Herausgeber), 1987:20.

89 Sandvoß HR. Widerstand 1933–1945. Widerstand in einem Arbeiterbezirk Wedding. 2. veränderte und ergänzte Auflage. Berlin: Gedenkstätte Deutscher Widerstand (Herausgeber), 1987:34.

90 Statistisches Landesamt Berlin. Ergebnisse des Mikrozensus 1995. Berlin: Statistisches Landesamt, 1996.

91 Friedrichs J. Methoden empirischer Sozialforschung. Opladen: Westdeutscher Verlag, 1990.

92 Rasmussen BK, Jensen R, Olesen J. Questionnaire versus clinical interview in the diagnosis of headache. Headache 1991 May;31(5):290-5.

93 Lienert AG, Ratz U. Testaufbau und Testanalyse. Weinheim: Psychologie Verlagsunion, 1998.

94 Bonita R, Beaglehole R, Kjellström T. Basic epidemiology. 2nd edition. Genf: WHO, 2006.

95 Boishuizen H, Verbeek, J, Broersen JP, Weel AN. Do smokers get more back pain?. Spine 1993;18:35-40.

96 Carey TS, Evans AT, Hadler NM, Lieberman G, Kalsbeek WD, Jackman AM, Fryer JG, McNutt RA. Acute severe low back pain: A population based study of prevalence and careseeking. Spine 1996;21:339-344.

97 Brynhildsen JO, Björs E, Skarsgard C, Hammar ML. Is hormone replacement therapy a risk factor for low back pain among postmenopausal women?. Spine 1998;23:809-813.

98 Croft, PR, Rigby, AS. Socioeconomic influences on back problems in the community in Britain, J-Epidem-Comm-Health 1994;48:166-177.

99 Frymoyer JW, Pope MH, Clements JH. Risk factors in low back pain: An epidemiologic survey. J-Bone-Joint-Surg 1983;65:213-218.

100 McMichael AJ. Standardized mortality ratios and the „healthy worker effect": scratching beneath the surface. J-Occup-Med 1976;18(3):165-168.

101 Valkenburg H.A. Epidemiologic Considerations of the Geriatric Population. Gerontology 1988;34:2-10.

102 Bates MS, Edwards WT. Ethnic variations in the chronic pain experience. Ethn–Dis 1992;2(1): 63-83.

103 Sanders SH, Brena SF, Spier CJ, Beltrutti D, McConnell H, Quintero O. Chronic low back pain patients around the world: cross–cultural similarities and differences. Clin-J-Pain 1992 Dec;8(4):317-23.

104 Lee MC, Essoka G. Patient's perception of pain: comparison between Korean–American and Euro–American obstetric patients. J-Cult-Divers 1998 Spring;5(1):29-37.

105 Blau JN. The effect of national lifestyles. Cephalgia 1998 Feb;18 Suppl 21:23-25.

106 Ohlson CG, Ydreborg B. Participants and non-participants of different categories in a health survey. A cross-sectional register study. Scand-J-Soc-Med 1985;13(2):67-74.

107 Leboeuf-Yde C, Lauritzen JM. The Prevalence of Low Back Pain in the Literature. Spine 1995;20:2112-2118.

108 Gesundheit in Deutschland aktuell - Telefonischer Gesundheitssurvey (GEDA), Robert Koch-Institut. Auftreten chronischer Rückenschmerzen in den letzten 12 Monaten (Anteil der Befragten in Prozent). In www.gbe-bund.de. (Thematische Recherche: Jahr: 2009, Alter: Alle Altersgruppen, Geschlecht: Beide Geschlechter, Bildung: Untere Bildungsgruppe→ Dokumentart Tabellen). Abrufdatum: 02.02.2015.

109 Frymoyer JW, Pope MH, Clements JH. Risk factors in low back pain: An epidemiologic survey. J-Bone-Joint-Surg. 1983;65:213-218.

110 Kelsey JL, Githens PB, White AA. An epidemiologic study of lifting and twisting on the job and risk for acute prolapsed lumbar intervertebral discs. J-Orthop-Res 1984;2; 61-66.

111 Symmons DP, van Hemert AM, Vandenbroucke JP, Valkenburg HA. A longitudinal study of back pain and radiological changes in the lumbar spines of middle aged women: I. Clinical findings. Ann-Rheum-Dis 1991;50:158-161.

112 Larkin WD, Reilly JP, Kittler LB. Individual differences in sensitivity to transient electrocutaneous stimulation, IEEE. Trans-Biomed-Eng 1986;33:495-504.

113 Goolkasian P. Phase and sex effects in pain perception: a critical review. Psychol-Women-Quart 1985;9:15-28.

114 Velle W. Sex differences in sensory functions. Perspect-Biol-Med 1987;30:490-522.

115 Lautenbacher S, Strian F. Sex differences in pain and thermal sensitivity: the role of body size. Percept-Psychophys 1991;50:179-183.

116 Feine JS1, Bushnell MC, Miron D, Duncan GH. Sexdifferences in the perception of noxious heat stimuli. Pain 1991;44:255-262.

117 Otto MW, Doughter MJ. Sex differences and personality factors in responsivity to pain. Percept-Mot-Skills 1985;61:383-390.

118 Levine FM, DeSimone LL. The effects of experimenter gender on pain report in male and female subjects. Pain 1991;44:69-72.

119 Berkley KJ. From psychophysics to the clinic?. Pain Forum 1995;4:225-227.

120 Statistisches Bundesamt. Statistik zum Elterngeld. Berlin: Statistisches Bundesamt, 2013.

121 Brynhildsen JO, Björs E, Skarsgard C, Hammar ML. Is hormone replacement therapy a risk factor for low back pain among postmenopausal women?. Spine 1998;23:809-813.

122 Saugstad LF. Is persistent pelvic pain and pelvic joint instability associated with early menarche and with oral contraceptives? Eur-J-Obstet-Gynecol-Reprod. Biol. 1991;41:203-206.

123 Hartfiel G. Soziale Schichtung. München: Juventa-Verlag, 1981.

124 Kassenärztliche Bundesvereinigung. Qualitätssicherungsvereinbarung Schmerztherapie. Berlin: Kassenärztliche Bundesvereinigung, 2005.

125 Klauber J, Geraedts M, Friedrich J, Wasem J. Krankenhaus-Report 2013: Mengendynamik: Mehr Menge, mehr Nutzen?. Stuttgart: Schattauer, 2012:330.

126 Burgdorf A, Naaktgeboren B, De Groot HCWM. Occupational risk factors for low back pain among sedentary workers. J-Occup-Med 1993;35:1213-1220.

127 Johanning E. Back disorders and health problems among subway train operators exposed to whole body vibration. Scand-J-Work-Environ-Health 1991;17:414-419.

128 Lahad A, Malter AD, Berg AO, Deyo RA. The effectiveness of four interventions for the prevention of low back pain. J-Am-Med-Assoc 1994;272:1286-1291.

129 Smedley J, Inskip H, Cooper C, Coggon D. Natural history of low back pain. A longitudinal study in nurses. Spine 1998;23(22):2422-2426.

130 Leboeuf C. Low Back Pain. Journal-Manipul-Phys-Ther 1991;14:311-316.

131 Kopf T, von Kopf T, Karmaus W. Risks for musculoskeletal disorders of the low back, the shoulders, the elbows, and the wrist in bricklayers. In: Hogstedt, C, Reuterwall, C. Progress in Occupational Epidemiology. Amsterdam: Elsevier Science Publishers B.V., 1988:219-222.

132 Riihimäki H, Sakari T, Videman T, Hänninen K. Low back pain and occupation. A cross-sectional questionnaire study of men in machine operating, dynamic physical work, and sedentary work. Spine 1989;14:204-209.

133 Holmström EB, Lindell J, Moritz U. Low back and neck/shoulder pain in construction workers: Occupational workload and psychosocial factors. Part 1: Relationship to low back pain. Spine 1992;17:663-671.

134 Mundt DJ, Kelsey JL, Golden AL. An epidemiologic study of non-occupational lifting as risk factor for herniated lumbar intervertebral disc. Spine 1993,18:595-602.

135 Heliövaara M. Occupation and risk of herniated lumbar intervertebral disc or sciatica leading to hospitalization. Journal-Chron-Dis 1987;40:259-264.

136 Boos N, Rieder R, Schade V, Spratt KF, Semmer N, Aebi M. The diagnostic accuracy of magnetic Resonance Imaging, work perception, and psychosocial factors in identifying symptomatic disc herniations. Spine 1995;20:2613-2625.

137 Williams RA, Pruitt SD, Doctor JN, et al. The contribution of job satisfaction to the transition from acute to chronic low back pain. Arch-Phys-Med-Rehabil 1998;79(4):366-374.

138 Macfarlane GJ, Thomas E, Croft PR, Papageorgiou AC, Jayson MI, Silman AJ. Predictors of early improvement in low back pain amongst consulters to general practice: the influence of pre-morbid and episode-related factors. Pain 1999;80(1-2):113-119.

139 Hasenbring M, Marienfeld G, Kuhlendahl D, Soyka D. Risk factors of chronicity in lumbar disc patients: a prospective investigation of biologic, psychologic, and social predictors of therapy outcome. Spine 1994;19:2759-2765.

Abkürzungsverzeichnis

1–JPV	1–Jahres Prävalenz
12–MPV	12 Monatsprävalenz
95% KI	95% Konfidenzintervall
DMP	Disease-Management-Programm
LPV	Lebenszeitprävalenz
MSPP	Mainzer Stadienmodell der Schmerzchronifizierung
NMR	Numeric–Rating–Scale
PCRS	Studienteilnehmer mit chronischen Rückenschmerzen
PORS	Studienteilnehmer ohne chronischen Rückenschmerzen
PPV	Punktprävalenz
TNM–Klassifikation	Classification of Malignant Tumours
UICC	Union internationale contre le cancer

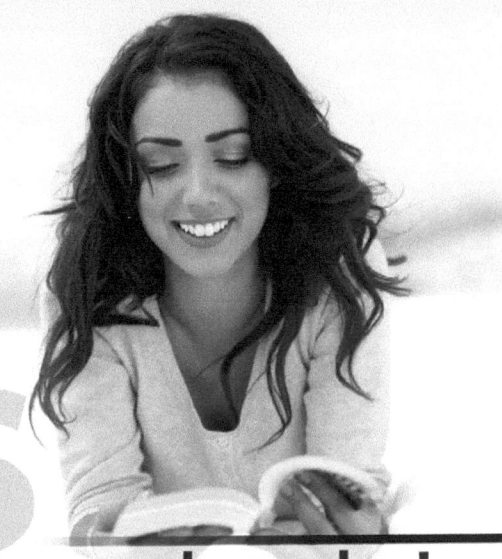

I want morebooks!

Buy your books fast and straightforward online - at one of the world's fastest growing online book stores! Environmentally sound due to Print-on-Demand technologies.

Buy your books online at
www.get-morebooks.com

Kaufen Sie Ihre Bücher schnell und unkompliziert online – auf einer der am schnellsten wachsenden Buchhandelsplattformen weltweit! Dank Print-On-Demand umwelt- und ressourcenschonend produziert.

Bücher schneller online kaufen
www.morebooks.de

OmniScriptum Marketing DEU GmbH
Heinrich-Böcking-Str. 6-8
D - 66121 Saarbrücken
Telefax: +49 681 93 81 567-9

info@omniscriptum.com
www.omniscriptum.com

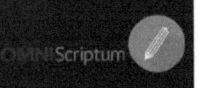

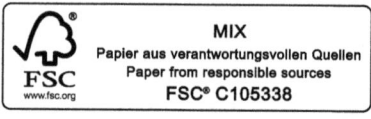

Printed by Books on Demand GmbH, Norderstedt / Germany